NOUVELLES VÉRITÉS

MÉDICALES.

IMPRIMÉ PAR LES PRESSES MÉCANIQUES DE BOULÉ ET COMPAGNIE,

RUE COQ-HÉRON, 3.

NOUVELLES VÉRITÉS

MÉDICALES,

OU

CONNAISSANCE DES CAUSES DES MALADIES,

OUVRAGE INDISPENSABLE AUX PERSONNES QUI VEULENT CONSERVER LEUR SANTÉ ET PARVENIR A GUÉRIR LA PLUS GRANDE PARTIE DES MAUX QUI AFFLIGENT L'HUMANITÉ;

PAR J. MORISON, ESQ^r.,

PRÉSIDENT DU COLLÉGE DE SANTÉ DE LONDRES.

SUIVI D'UN COMPTE-RENDU PAR UN DOCTEUR-MÉDECIN
DE LA FACULTÉ DE PARIS,
MEMBRE DE PLUSIEURS SOCIÉTÉS SAVANTES;

ET D'UN

TRAITÉ SUR L'ORIGINE DE LA VIE.

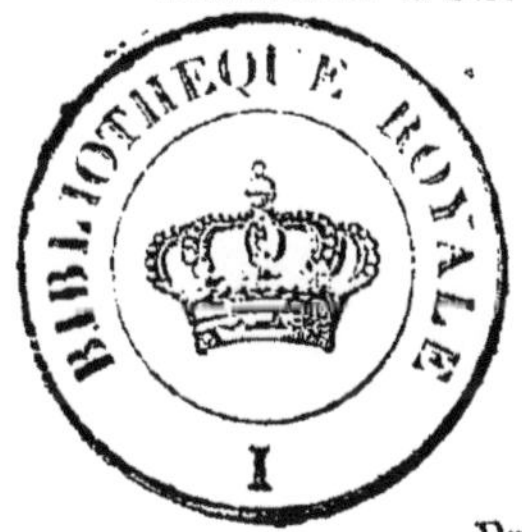

Man, learn to know thy own body and trust only to trial and experience.

Homme, apprends à connaître ta nature et ne te fie qu'à l'expérience.

Prix : 1 fr. 50 cent.

A PARIS,

CHEZ ARTHAUD, PHARMACIEN, 31, RUE LOUIS-LE-GRAND,
ET CHEZ TOUS LES LIBRAIRES DE FRANCE.

1839.

PRÉFACE.

—

Le sujet de cet opuscule, par sa haute importance, intéresse l'humanité tout entière. — C'est avec une conviction basée sur une longue expérience et sur des faits qui arrivent tous les jours, que l'auteur le présente au public.—« Il est au pouvoir de tous d'échapper à la maladie et d'avoir de la santé. » — Je n'en doute pas, un grand nombre de personnes repousseront la vérité de ce principe ; mais si tant de faits relatifs à l'économie humaine ont eu peine à se faire jour ; si tant d'autres restent encore ensévelis dans un profond mystère , pourquoi celui-ci, le plus grand de tous, n'aurait-il pas eu le même sort ? Oui , il existe entre le corps humain et les médecines purgatives végétales une affinité si grande que ces médecines peuvent opérer l'évacuation, l'altération, la régénération complète des humeurs et laisser au corps la jouissance de toutes ses facultés , comme s'il était dans son état normal. Par la vertu de ces médecines, l'homme qui jusqu'à ce jour a vécu dans la souffrance et accablé sous le poids d'infirmités qu'aucune puissance humaine n'aurait su guérir , peut voir ses jours de tristesse et de douleur se métamorphoser en jours de repos et de bonheur ; et cette découverte si grande et si belle, dont les effets peuvent exercer une influence si bienfaisante sur notre espèce, chaque homme peut se l'appliquer , chaque homme peut en tirer profit.

NOUVELLES VÉRITÉS

MÉDICALES,

ou

CONNAISSANCE DES CAUSES DES MALADIES,

OUVRAGE INDISPENSABLE AUX PERSONNES QUI VEULENT CONSERVER LEUR
SANTÉ ET PARVENIR A GUÉRIR LA PLUS GRANDE PARTIE DES MAUX
QUI AFFLIGENT L'HUMANITÉ.

DU SANG.

Chaque partie du corps, depuis le moment où la vie commence, dérive du sang, qui est l'essence de la nourriture qui
entre dans l'estomac. La conversion dans l'estomac des substances nutritives en sang, appelée digestion, s'opère uni-
quement par le moyen des sucs ou liquides contenus dans
l'estomac, comme dans les plantes qui reçoivent les sucs
nécessaires à leur alimentation par les racines. Le sang fait
le sang. Toute irritation ou excitation extraordinaire dans les
muscles est nuisible à l'action des sucs formés par le sang lorsque ces sucs sont dans leur état normal; car les muscles, les
nerfs et les organes ne reçoivent leur puissance d'action et leur
sensibilité que de la pureté du sang qui, réparti dans tout le
corps, fournit dans cet état de pureté des sucs également purs
pour la nourriture et l'alimentation de tout le système. Ces
sucs, dans leur état naturel, peuvent être regardés comme
étant stationnaires, lorsqu'ils ont été déposés par le sang aux
lieux qui leur sont propres pour l'approvisionnement, l'ali-

mentation journalière et la dépense des parties respectives du corps, dépense qui est constamment desservie par des sucs nouveaux fournis par le sang. Tel est l'état normal du corps humain. Le sang pur, en circulant librement dans toutes les parties du corps, ressemble à un ruisseau limpide qui donne la fertilité aux champs et aux prairies arrosés par ses eaux.

La maladie commence lorsque la circulation éprouve quelque obstacle dans l'estomac et les entrailles ou lorsque par suite de la présence d'humeurs âcres et vicieuses, la digestion devient laborieuse et moins parfaite. Le sang n'est plus alors d'une qualité aussi bonne; car il s'imprègne d'humeurs stagnantes qui obstruent les vaisseaux ou *capillaires* les plus fins et détruisent graduellement l'harmonie de tout le système. De là viennent ces maladies qui affligent notre espèce, maladies qui varient selon que le sang est plus ou moins âcre, et que la partie ou l'organe sur lequel il se fixe est plus ou moins obstrué. On ne saurait le nier, cette courte définition suffit pour démontrer que toutes nos maladies proviennent du sang; que le sang est la source de la vie; qu'il nourrit, entretient tous nos organes; que c'est par lui que les yeux, le palais, les oreilles, les poumons, le cerveau même, que des philosophes et des hommes de l'art ont représenté avec erreur comme possédant des qualités innées, indépendantes de l'état physique du corps, agissent librement et reçoivent leur organisation et leur impulsion; que la folie, la mélancolie, les aberrations de l'esprit, la perte de l'intelligence, le scrofule dans les jeunes gens comme dans les vieillards, n'ont pas d'autres causes que l'impureté du sang; et que si jusqu'à ce jour ces maladies ont été regardées comme incurables, c'est que, par suite d'un raisonnement vicieux, on ne leur a point appliqué un remède convenable.

DES ALIMENS.

Tous les corps organiques ne se soutiennent que par les alimens qui entrent dans l'estomac; et c'est une erreur de se restreindre à une seule espèce de nourriture ou diète. La multiplicité des alimens que la main du Créateur a placés sur la terre est une preuve que tous ces alimens sont bons à l'homme et qu'il ne doit donner aucune préférence à telle substance plutôt qu'à telle autre. Tous les alimens, quelle que soit leur nature, sont destinés au même objet, tous sont convertis en sang afin de soutenir le corps. Je le répète donc, malgré le grand nombre de traités qui ont été écrits par des hommes de l'art sur la diète et la nécessité de choisir les alimens, toute nourriture bonne dans sa nature est convenable, et l'on peut manger de chaque chose, mais avec modération. C'est le principe fondamental de la science hygiénique; en le suivant, l'homme obéit aux lois de Dieu, il améliore sa santé et jouit à la fois de l'immense variété des objets qui lui sont offerts.

DE LA MÉDECINE VÉGÉTALES UNIVERSELLE ET DE SES EFFETS.

Mais si toutes les nourritures sont également bonnes, s'il est indifférent d'adopter l'une et de repousser l'autre, pour alimenter et soutenir l'estomac, il s'agit encore de chercher comment on peut le purifier et le dégager des impuretés qu'il renferme, lorsque ces impuretés s'y sont accumulées par suite des causes que nous avons indiquées. Aucun remède n'est aussi propre à agir avec efficacité sur l'estomac, à en chasser les humeurs, que la médecine universelle végétale. Examinons-en les effets. On remarque que ces effets sont prompts, qu'ils agissent sur le sommeil en éveillant de bonne heure celui qui est en traitement; néanmoins que cette action a peu de durée, et qu'à l'heure du déjeuner on est dispos et libre; on remarquera encore qu'après quelques semaines de traitement, l'estomac et tous les organes digestifs éprouvent une amélioration sensible, que rien ne leur répugne, qu'ils reçoivent toutes les nourritures avec plaisir. Cette promptitude d'action au commencement du traitement provient de ce que plus les humeurs de l'estomac sont bilieuses et corrompues, plus la médecine agit avec efficacité. Car telle est la propriété de la médecine végétale universelle : elle chasse les humeurs et nettoie l'estomac ; quelquefois même, et c'est la propriété du numéro 2, elle occasionne des vomissemens lorsqu'elle ne peut expulser les humeurs par les selles.

DU VOMISSEMENT.

Mais n'ayez aucune crainte du vomissement qu'occasionne l'emploi de la médecine végétale universelle. Ce vomissement ne saurait être nuisible, car il est produit par des végétaux inoffensifs, et l'effet en est si prompt que l'estomac n'en éprouve aucune fatigue. On ne doit point oublier d'ailleurs que le vomissement est un des premiers moyens employés par la nature pour dégager le corps des maladies qui l'affligent ; que c'est par suite d'une idée fausse et de l'ignorance de notre organisation qui s'est propagée jusqu'à nos jours parmi un grand nombre de personnes, que le vomissement ou même la simple audition de cet acte de la nature inspire une répugnance aussi vive. Voyez l'homme attaqué du mal de mer ! Le vomissement a lieu jour et nuit sans cesser, et souvent avec violence, et cependant il éprouve une amélioration sensible, sa santé devient plus vigoureuse, souvent même lorsqu'il est le plus tourmenté du mal de mer il ressent à la suite de ces vomissemens un bien-être inaccoutumé. C'est que le vomissement, soit qu'il soit produit par des médecines végétales ou par le mal de mer, soit qu'il soit un effet spontané de la nature, est toujours suivi des plus heureux effets. Car l'organisation forte et puissante de l'estomac et des parties adjacentes, ainsi que celle des intestins, a été donnée à l'homme autant pour alimenter le corps

que pour supporter la purgation et le vomissement, surtout
lorsqu'on emploie des purgatifs aussi doux que la médecine
végétale universelle. Ce sont là des faits qu'on ne saurait révoquer en doute, et dont l'application serait plus fréquente si la
plupart des hommes de l'art n'attachaient plus d'importance à
flatter les goûts de leurs malades qu'à les guérir. La force de
l'homme et de tout animal vivant est concentrée dans l'estomac et les intestins. Ces parties du corps sont plus fortes, plus
compactes, plus durables qu'aucun autre viscère, et rien ne leur
est aussi préjudiciable que l'emploi des purgations minérales
et des médicamens narcotiques. Les premiers développent
des accidens qui portent une atteinte grave à notre organisation ; les seconds arrêtent la circulation du sang. La nature
n'aurait pas doué le corps de l'homme d'autant de force et
d'agilité, elle n'aurait pas placé au centre du corps un appareil aussi merveilleux pour soutenir et diriger tout le
système, si elle n'avait pas voulu donner à cet appareil la
force nécessaire pour remplir de telles fonctions. Émettre
une opinion contraire, c'est montrer une ignorance complète de la nature de l'homme; c'est repousser cette vérité,
que la purification du sang peut donner de la vigueur au
corps ; et chacun pourra se convaincre de ce que ces préten-
tions ont d'absurde en faisant usage de la médecine végétale universelle pendant un temps convenable. La médecine
végétale universelle a la propriété de purifier le sang, elle
possède des propriétés inconnues jusqu'à ce jour à l'homme,
propriétés qui doivent améliorer la condition de notre espèce.
Mais si nous avons donné et nous donnons encore de grands
soins à l'amélioration des races chevalines, par la purification
du sang, si nous avons obtenu d'aussi beaux résultats, pourquoi négligerions - nous de régénérer la constitution de
l'homme par les mêmes moyens?

PREMIÈRE RÉFLEXION.

Les personnes qui adoptent l'usage de la médecine végétale ressentent de temps à autre, dans le cours du traitement, et malgré les grandes améliorations qui s'opèrent chaque jour dans tout le système, un certain malaise; leurs membres ne sont plus aussi agiles; leur corps éprouve cette lourdeur que nous ressentons par un temps chaud, lorsque notre sang est imprégné d'humeurs. Ces symptômes se déclarent ordinairement le jour où l'on a pris la médecine n° 2. Mais que le malade n'ait aucune crainte, et qu'il ne songe pas à discontinuer le traitement. Si le soir il prend la médecine n° 1, il jouira d'un bon sommeil, et le lendemain ce malaise, cette fatigue se dissiperont comme par enchantement par l'évacuation des humeurs qui en auront été la cause. Que si au contraire dans cet état il cessait le traitement, il ne recueillerait point les avantages que procure l'usage de la médecine végétale. La raison en est facile à comprendre: la médecine végétale n° 2 détache les humeurs qui adhèrent aux nerfs, aux fibres et aux autres parties du corps, elle les met en mouvement. C'est la cause du malaise que l'on éprouve; mais ce malaise est enlevé par une dose de la médecine n° 1, sans qu'il en reste aucune trace. Au contraire, en arrêtant le traitement, en ne prenant pas, disons-nous, la médecine végétale qui doit compléter le traitement, la santé se détériore insensiblement et revient à son état maladif.

VÉRITABLE PRINCIPE SUR LEQUEL REPOSE LA SANTÉ.

Toutes les sensations douloureuses, au physique et au moral, ont leur source dans la mauvaise condition des humeurs. C'est là le principe fondamental de la science hygiénique; car sans cause il n'y a pas d'effet; et tous les corps organisés, dans leur état normal, éprouvent des sensations de plaisir et non des sensations de peine. Ce principe a sa base dans la nature : en agissant d'après les indications qu'elle nous donne, on ne saurait mal faire ; or la médecine végétale purgative est aussi inoffensive que le pain ; toutes les sensations qu'elle nous donne ne sont point inhérentes à sa nature ; elles n'ont point, disons-nous, leur source dans la médecine même, mais bien dans l'action que cette médecine exerce sur les fibres en en détachant les humeurs tenaces. Ainsi, en supposant une personne dans un état de santé si parfait qu'elle n'aurait aucune humeur âcre et corrompue dans le corps, l'action de la médecine végétale serait presque insensible, attendu qu'il ne s'offrirait aucun corps hétérogène sur lequel elle pourrait exercer son action.

SECONDE RÉFLEXION.

On ne verra la fin de toutes les misères physiques auxquelles notre espèce est assujétie, les hommes ne jouiront d'une santé parfaite tant au physique qu'au moral, qu'autant qu'ils adopteront bien cette idée, que la purification du sang ne peut être opérée que par la médecine végétale universelle. L'action que cette médecine produit sur les viscères et les organes du corps humain peut être comparée à la pression d'une éponge imbibée d'eau corrompue. Que l'on plonge deux ou trois fois cette éponge dans de l'eau claire et on la délivrera par cette purification de toutes les impuretés que le temps y a incrustées. Il en est de même de l'homme à tous les âges de la vie. Prenez-le dans l'âge le plus tendre, prenez-le lorsqu'il est adulte, quand il est traité selon le mode rationnel dont nous parlons, les bons effets qu'il ressent sont merveilleux. En donnant cette médecine à leurs enfans, les parens n'auront rien à craindre de ces maladies de tous genres, telles que maladies aiguës, consomption, mélancolie, aberration de l'esprit, auxquelles l'homme est sujet. Car la médecine végétale a sa source dans la nature; elle nettoie non seulement le corps et lui donne ainsi qu'à l'esprit une vigueur nouvelle; mais elle le met à l'abri pour l'avenir de toute espèce de maladies, qui toutes, je le répète, dérivent de l'état plus ou moins parfait du sang et de la facilité plus ou moins grande avec laquelle il peut circuler dans notre corps et nourrir toutes les parties et principalement le cerveau. Et ce sont là des résultats que ne donnent point les traitemens adoptés par les docteurs qui font de la médecine à la mode. Voyez-les suivre tantôt un système, tantôt un autre; employer un jour les anodins, les amers, les fébrifuges, le mercure, et adopter un autre jour la diète dans toutes ses modifications. Ces moyens ne sont la plupart du temps que des palliatifs; ils sont presque toujours préjudiciables et ne peuvent jamais procurer l'état normal; car, contrairement à la médecine végétale, ils ont leur source dans l'ignorance de notre organisation et de ses fonctions, dans le désir d'innover et d'employer comme remèdes toutes les différentes productions de la nature, et non de recourir aux simples purgatifs végétaux qui seuls peuvent procurer le bien-être, et cela d'une manière rationnelle.

APPEL AU PUBLIC.

Mais j'en appelle à tous les hommes valides comme à tous ceux qui ont le malheur de ne point l'être, et je leur demande si en suivant les conseils et les ordonnances des médecins, ils out trouvé autre chose que déception et souffrance ; et pourtant ceux-ci leur faisaient épuiser tous les trésors de la pharmacopée, tandis que ceux-là leur disaient d'abandonner l'usage des médicamens, d'avoir patience et de placer une entière confiance dans les ressources de la nature et la force de leur constitution pour obtenir la guérison qu'ils désiraient si vivement. Quelles preuves plus évidentes pourrait-on donner que cette science n'a point de principe fixe, point de système arrêté ? Mais comment en serait-il autrement ? Est-ce en lisant dans nos universités et nos colléges des traités remplis d'erreurs, de superstitions, de systèmes innombrables, d'opinions qui se contredisent à chaque instant, ou qui ne se combattent que pour la gloire d'une existence éphémère ; est-ce en lisant de tels ouvrages qu'on peut arriver à la possession d'une connaissance exacte du corps humain ? Non ! car en admettant que cette grande découverte eût été faite, il est évident qu'elle eût été exposée d'une manière claire et précise, et qu'ont n'eût point laissé le monde, depuis tant de siècles, dans l'état de confusion et de doute où il est. Disons-le, les faits, l'expérience, sont la véritable pierre de touche de la science, et si au lieu de puiser dans nos facultés de médecine des idées funestes, les médecins se fussent attachés à rechercher combien les substances du règne végétal sont inoffensives, il y a longtemps qu'ils auraient eu recours à l'usage de la médecine purgative végétale et qu'ils en auraient fait un emploi exclusif. Pour cela il eût suffi de soulever le voile dont s'enveloppe la nature, et alors ils auraient découvert la simplicité du corps humain et reconnu que la dissection et toutes les conclusions tirées de l'anatomie sont futiles ; que la phrénologie, étude qui est aujourd'hui à la mode et sur laquelle on fonde de si grandes espérances, sera aussi peu fertile en heureux résultats que les expériences faites sur les yeux, et que les diverses méthodes employées jusqu'à ce jour avec si peu de succès pour guérir les défectuosités et les maladies par des opérations chirurgicales. L'agriculture nous offre un exemple de la défectuosité des systèmes que l'esprit humain semble inventer à plaisir, pour torturer notre espèce. Que de théories, combien de projets enfantés dans le secret du cabinet pour féconder la terre! cependant toutes les innovations se sont effacées devant la simple opération de l'écoulement des eaux, et l'engraissement de la terre par le fumier et la culture à la surface. Il en est de même du corps, il n'a aucun besoin de cette multiplicité de médicamens avec lesquels on espère le guérir des maladies qui l'affectent. Des moyens simples et naturels tels que la médecine universelle végétale, voilà les seules remèdes auxquels on doit recourir pour lui rendre son état normal.

DE LA FIÈVRE, COMME CONSÉQUENCE DE TOUTES LES MALADIES.

Le mot fièvre, dans l'acception qu'on lui prête en général, n'a pas de sens, cette interprétation reposant sur une idée fausse. Dans toutes les circonstances la fièvre est produite par l'effort que fait le sang pour se dégager des humeurs qui en gênent la circulation. La fièvre bilieuse, la fièvre scarlatine, la fièvre putride, la fièvre inflammatoire, la fièvre nerveuse, la fièvre de la petite vérole, la fièvre de la rougeole, la fièvre du rhume, la fièvre cérébrale, etc. sont produites par les humeurs. La douleur qu'occasione une blessure, un furoncle ou toute autre cause locale, donne la fièvre en interrompant le cours du sang, ce qui le fait circuler avec plus de force. Toutes les maladies aiguës ne doivent leur origine qu'à l'état dans lequel se trouve le corps lorsqu'on laisse les humeurs âcres et corrompues se coaguler et obstruer les petits vaisseaux. Ces humeurs ainsi coagulées attaquent le tronc ou la tête, ce qui produit la mort du malade; ou bien elles corrodent par leur âcreté les parois de la veine, ce qui occasione l'hémorrhagie lorsqu'on ne peut en opérer le déplacement ou établir un libre passage pour la circulation du sang. Ces diverses maladies ne sauraient être guéries que par un traitement tout à la fois doux et énergique, qui, en enlevant les impuretés du corps, détruira le principe du mal. Cependant un grand nombre d'individus de tout âge, tous ceux enfin qui n'ont point une idée juste de la cause de cet état, pressés par l'opinion de ceux qui les entourent, ont recours au laudanum; d'autres emploient les fortifians et les toniques; on dit à d'autres de manger et de boire, et ils mangent et boivent dans l'espoir de donner de la vigueur à leur constitution. Mais le contraire arrive; ces toniques n'ont d'autre effet que de poser la base de maladies plus ou moins dangereuses, ce qui n'aurait point eu lieu si dans le principe on eût fait usage de quelques doses de la médecine végétale universelle. Les fièvres, lorsqu'elles sont guéries par des purgations, sont toujours salutaires, tandis que le mercure et les poudre d'antimoine, les fébrifuges, les saignées, les opiats ne servent qu'à affaiblir la sensibilité et à exciter une torpeur dangereuse; la convalescence est toujours longue avec de tels médicamens, et, je le répète, ils ne font que jeter la base de maladies nouvelles et dangereuses, attendu qu'ils ne peuvent opérer l'évacuation des humeurs âcres qui fatiguent le corps, cause de la maladie depuis le commencement où elle a paru. En effet, par la saignée on diminuera la masse du sang sans détruire le principe du mal; par l'opium et le mercure on amortira la sensibilité et on détruira la source à laquelle la nature peut retremper ses forces; par l'usage du quina, on refoulera les humeurs dans le corps; mais elles reparaîtront bientôt plus âcres et sous une forme nouvelle. Un tel système ne diminue en aucune façon la cause réelle du mal, il ne fait qu'affecter l'énergie du malade, et rendre plus vives sa douleur et ses souffrances qu'il transmet souvent à ses descendans. Cela vient de ce que la simplicité de notre constitution physique a été jusqu'à présent

2

mal comprise ; de ce que les théories médicales et les systèmes suivis par nos médecins, au lieu d'être basés sur la raison, ne sont que la répétition de toutes les notions absurdes des siècles les plus arriérés. Ajoutons que notre époque est allée plus loin que les temps passés : voyez la chimie, chaque jour elle augmente le nombre de ses drogues et la diversité des traitemens; pour se maintenir dans les bonnes graces des gens du monde, pour flatter les passions et la faiblesse du malade, un médecin doit aujourd'hui guérir ses patiens sans leur causer la moindre souffrance : mais cela est impossible ; aussi les remèdes dont ils font usage ne laissent-ils sur leur passage qu'infirmités et douleurs quand ils n'emportent pas le malade. Examinez le mode actuel de traiter la fièvre lorsqu'elle se présente avec des symptômes bien caractérisés : la saignée, le mercure, les poudres d'antimoine et d'autres palliatifs sont mis en usage ; la fièvre cesse, mais la plupart du temps c'est aux dépens des jours du malade, ou s'il survit, il est toujours faible et débile pendant plusieurs mois. Mais si au lieu d'avoir recours à un système aussi abusif, on eût employé la médecine végétale n° 2 à forte dose, je dis que même dans la plus grande intensié de la maladie, quelques instans auraient suffi pour déterminer un vomissement facile et des évacuations abondantes; seuls moyens possibles pour obtenir la guérison que désire le malade; car ces remèdes, ainsi que nous l'avons dit, enlèvent et diminuent la cause du mal ; en en faisant usage avec persévérance, la fièvre disparaît bientôt, car les humeurs corrompues qui en sont la cause sont promptement évacuées ; et si l'on alterne le n° 2 avec le n° 1, le malade est bientôt rétabli ; tandis qu'en suivant le système contraire, cette fièvre durera peut-être pendant plusieurs mois consécutifs, si dans ce long intervalle elle n'emporte pas le malade.

FAIBLESSE. — DÉBILITÉ.

Il y a deux sortes de faiblesse qu'il ne faut point confondre : c'est là la source des maux innombrables qui affligent la moitié de notre espèce. L'une est celle qui est produite par la privation des alimens. Dans de telles circonstances, l'homme jouit souvent de la plénitude de son intelligence et de ses facultés physiques, ainsi qu'on en a vu de nombreux exemples par des personnes qui étaient restées long-temps sans manger. Celle-ci peut être guérie par l'emploi d'une nourriture donnée en temps convenable. L'autre a sa source dans la mauvaise condition des humeurs qui entravent la libre circulation du sang et des liquides de l'estomac. Celle-ci est bien différente de la première en ce qu'elle attaque à la fois l'intelligence et la vigueur des membres, et c'est une erreur fatale de recourir aux remèdes ordinaires pour obtenir la santé, l'activité et la gaîté.

Dans cette dernière condition une bonne nourriture, du vin et des toniques ne sauraient rétablir l'homme à son état normal. Ce système repose sur des données fausses ; car si la nature nous a offert une grande variété d'alimens, c'est à la condition que cette jouissance qu'elle nous procure sera accompagnée *d'évacuations libres*. De là seulement dérivent la santé et la force, et alors plus vous varierez vos alimens, plus vous resterez fidèles aux lois de la nature : car les liquides que renferme l'estomac une fois dégagés des humeurs âcres qui le fatiguent, digèreront tous les alimens sans difficulté, et n'auront nul besoin de l'assistance d'aucun stimulant.

DÉDUCTION.

Si l'on réfléchit maintenant à la déduction qu'on peut tirer de ce qui précède, on reconnaît bientôt que la nature n'a point

créé l'homme et n'a point mis à sa dispositiou tant de productions diverses sans donner à quelques-unes d'entre elles des
propriétés convenables pour empêcher les maladies et les guérir une fois qu'elles existent. Cette idée de la sagesse du Créateur n'a rien qui choque. Quant à moi, éclairé par l'expérience, j'atteste que les purgatifs végétaux possèdent les propriétés de guérir à un tel dégré qu'elles peuvent rendre au
corps le plus souffrant et le plus détérioré son état normal ; que
ces purgatifs chassent tout ce qui est âcre, vicié et corrompu,
tout ce qui porte préjudice à la santé, et qu'ils donnent au sang
qui est la source et la fontaine de la vie, un état de pureté qui
lui permet de distribuer l'énergie dans toutes les parties du
corps. Ajoutons que plus on persévère à les prendre, plus elles
sont profitables, et qu'on ne doit enfin en cesser l'emploi que
lorsque l'esprit et le corps jouissent de toute l'extension des
facultés que leur a données le Créateur.

Qu'y a-t-il donc de si extraordinaire que Dieu, en donnant à l'homme une si grande variété de productions pour sa
nourriture, ait réparti dans quelques-unes les propriétés que
nous indiquons, lorsque, depuis l'origine du monde, on voit
que les remèdes de toute nature que l'esprit de l'homme cher-
che et invente, ont été insuffisans et illusoires. Cette inefficacité n'est point un fait inventé à plaisir. Chaque jour l'expérience nous oblige à renoncer à des remèdes que la veille on
regardait comme très efficaces ; chaque jour la science médicale devient plus incertaine et moins satisfaisante. Examinez la variété des traitemens qui sont adoptés dans chaque pays
pour la même maladie. Souvent il arrive que deux médecins,
consultés l'un après l'autre, nous ordonneront deux choses es-
sentiellement contraires ; on dirait, à les entendre, qu'une maladie peut être guérie par l'emploi de deux remèdes diamétralement opposés, et pourtant le simple bon sens indique qu'il n'y
a qu'un seul remède convenable, et que ce doit être l'un ou l'autre qui peut opérer la guérison. Supposons un homme enclin à

la mélancolie et à une grande dépression d'esprit : chacun sait
que l'usage des liqueurs fortes changera pendant un court espace de temps l'état de cet homme ; mais ce que personne
n'ignore, c'est que la maladie devra empirer par l'adoption
d'un tel régime, et que le mal, au lieu d'être déraciné, en de-
viendra plus intense et prendra racine dans le corps. Tous les
toniques comme les bains froids agissent de la même manière ;
ils sont contraires à la santé, ils ne font que changer nos sensations pendant un court espace de temps ; mais la cause de la
maladie reste la même et revient bientôt avec plus d'intensité ;
car ce n'est qu'en purifiant le sang qu'on peut espérer guérir
les maladies d'une manière radicale. L'homme, comme tous les
êtres organisés, est susceptible d'éprouver un grand nombre
de sensations à la fois. A l'aide des liqueurs spiritueuses, on
produira sur ses organes une excitation momentanée qui détruira les autres sensations morbides auxquelles il est sujet.
Mais vous ne pourrez faire disparaître les symptômes ; vous
changerez le cours de ses sensations pendant quelque temps,
mais vous ne déracinerez pas la cause du mal, et pourtant
sans cela il n'y a point de guérison possible.

Car c'est là un principe fondamental qu'on ne saurait
révoquer en doute (et toutes les opinions contraires émises
jusqu'à ce jour n'ont point d'autre source que l'ignorance
complète de la véritable nature du corps humain et des propriétés efficaces des purgatifs végétaux), que le corps est
susceptible d'être purifié, qu'on peut le dégager de toutes les
matières nuisibles à sa condition normale, et que sur ces matières les médecines végétales agissent d'une manière rationnelle et facile à comprendre. Nous avons la preuve dans l'expectoration, la suppuration et les matières rendues par le nez,
les yeux et les oreilles, que c'est dans le dégagement des humeurs que la nature trouve du soulagement, le sang, dans
toutes ces circonstances, tendant à se débarrasser des humeurs
âcres et vicieuses qui nuisent à sa circulation. C'est donc une

théorie fausse et funeste de croire qu'on peut donner la santé à l'homme en changeant ou en neutralisant les humeurs. Mais voyez ce champ marécageux dans lequel gisent des eaux croupissantes; vous ne sauriez lui rendre la fertilité, quelleque soit la nature de l'engrais que vous y mettrez, tant que vous n'aurez pas pratiqué un conduit pour l'écoulement de ces eaux. Il en est de même de toutes ces machines merveilleuses dont le génie de l'homme a doté l'industrie, quelque compliquées qu'elles soient, il faut qu'elles aient une issue quelconque pour se dégager des impuretés que le frottement y accumule, autrement ces machines seraient imparfaites. Eh bien! ce que l'ouvrier fait pour sa machine, ce que l'agriculteur fait pour son champ, Dieu l'a fait pour nous en nous donnant les intestins et les purgatifs végétaux.

Mais ceux-là qui ont une foi robuste dans les vieux préjugés, ceux-là qui n'ont qu'une idée imparfaite de la nature humaine, demanderont sans doute comment une personne jeune et délicate, ou vieille et faible, pourra supporter les effets d'une purgation procurée par la médecine végétale. Mais alors vous pouvez faire la même question, avec plus de raison, qu'une personne faible et malingre mange du bœuf, du mouton, du pain, du poisson, de la soupe, de la gelée ou d'autres alimens; car comment ces substances ne sont-elles pas trop fortes pour l'estomac de cette personne; comment son estomac peut-il digérer? Qu'on se rassure : un enfant nouveau-né a les mêmes organes digestifs; son estomac contient les mêmes liquides que celui d'un homme d'un âge mur; ces organes et ces liquides sont susceptibles de digérer la médecine purgative et d'en recevoir l'action avec la plus grande facilité. Quant à ces personnes faibles et d'une santé délicate à qui l'idée d'une purgation inspire tant d'alarmes, que l'on croit, disons-nous, trop débiles pour soutenir les effets de la médecine végétale, je leur demanderai si la débilité dont elles se plaignent, si l'absence de santé qui les tourmente, ne

provient pas d'une cause intérieure particulière à leur constitution. Car on ne saurait attribuer le mal au défaut d'une
nourriture excellente, que ces malades ont en général à dis-
crétion ; il doit y avoir une autre cause existante : autrement
la bonne nourriture, convenablement digérée, produirait le
même effet sur la constitution de ces personnes que sur celle
de tout autre. Je vous le dis, vous essaieriez en vain de trouver la cause de cette faiblesse autre part que dans la mauvaise condition des humeurs et l'impureté du sang ; que l'on
écarte la cause du mal et cet état de langueur cessera. On en
voit la preuve par les personnes qui sont malades ; lorsque
commence l'accès de la fièvre, ces personnes sont faibles et
languissantes, à peine peuvent-elles remuer un membre ; leur
esprit est aussi abattu que le corps ; si vous leur offrez quelques alimens, vous augmentez leur langueur et leur malaise.
Mais après avoir vomi, ou après avoir été purgées, ces personnes éprouvent un bien-être instantané. La médecine végétale universelle ne saurait donc être trop souvent employée. Une forte dose dissipera tous les symptômes en
quelques heures, et renoncer à l'emploi des purgatifs dans le
traitement des maladies chez les personnes délicates, serait
aussi peu raisonnable, que de refuser de donner des alimens
à une personne bien portante, toute faiblesse de constitution
ayant sa source dans des humeurs morbides et stagnantes
qui empêchent la circulation du sang.

Les personnes d'une faible constitution, au lieu de craindre
les effets des fortes doses de la médecine végétale universelle, ont même besoin de doses plus fortes que les su-
jets vigoureux. Ce fait est incontestable, et il est étrange
que les personnes qui se sont occupées de médecine toute leur
vie ne l'aient point découvert. La santé et la maladie, la vie
et la mort, ne sont qu'une lutte de deux principes ou d'humeurs différentes qui sont dans l'intérieur du corps ; l'un de
ces principes soutient la vie, l'autre la détruit, et l'action de

la médecine végétale universelle est l'instrument qui nous est donné par la nature pour aider le bon principe à détruire le mauvais. Or, il est évident que plus ce mauvais principe domine, plus le bon a besoin d'assistance pour l'expulser: c'est ce qui a lieu dans toutes les constitutions que l'on nomme délicates, constitutions qui ne sont telles que parce que la mauvaise humeur domine sur la bonne. Ainsi, lorsque nous trouvons que dans les maladies qui requièrent de fortes doses, ces doses ne produisent que peu d'effets, c'est que dans cet état le mauvais principe domine sur le bon à un degré considérable et qu'il faut encore augmenter la dose.

Mais, où l'on reconnaît encore combien est peu fondée cette frayeur qui arrête les personnes délicates de prendre des purgatifs, c'est en examinant la texture de l'intérieur du corps : je parle de la poitrine, de l'estomac et des intestins, qui ont une telle force, une telle consistance, que si nous avons soin de dégager ces organes des humeurs âcres et stagnantes dont l'effet est de les paralyser et de les corroder, il nous est aussi impossible de les user ou de les fatiguer, soit en toussant, soit en vomissant ou en prenant des purgations, qu'il nous est impossible de détériorer le cerveau ou la tête en nous mouchant. On voit même que l'action de se moucher dégage le cerveau de l'humeur surabondante qui s'y est fixée : il en est de même des autres parties du corps : en les dégageant des humeurs âcres qui nuisent à la circulation du sang, on leur donne la souplesse et la vigueur qui leur sont propres.

DES MEMBRES ET DE LA FORCE MUSCULAIRE.

On remarque en général qu'à mesure que le ventre gonfle et augmente de volume, les bras, les jambes et les cuisses deviennent plus petits et perdent de leur force et de leur élasticité; mais on n'a point encore d'idées certaines ni de principes arrêtés sur le remède à employer pour rendre à ces membres leur état naturel. Adressez-vous à deux médecins ; chacun d'eux, selon toute probabilité, vous ordonnera un remède opposé : l'un vous recommandera une nourriture forte ; du vin, des toniques, des bains de mer ou des bains froids. C'est la prescription le plus à la mode, parce qu'elle flatte les goûts du plus grand nombre. Cependant l'expérience ne tardera pas à démontrer au malade qu'il n'a rien à espérer d'avantageux d'un tel remède : son mal empire ; l'hydropisie, de nombreuses infirmités, souvent même l'apoplexie, en accompagnent le plus généralement l'adoption. La prescription du second médecin est diamétralement opposée ; celle-ci consiste dans une grande abstinence et beaucoup d'exercice, méthode qui est sans contredit plus sage que la première, bien qu'elle soit l'objet d'une forte répulsion de la part du malade : et, disons-le, selon l'état plus ou moins grave de celui qui la suit, elle peut donner quelque soulagement ; mais pour obtenir ce soulagement, quelle vie de privation et que d'habitudes étranges à contracter ! Tels sont les deux remèdes que la science médicale emploie dans son état actuel contre une infirmité qui afflige un grand nombre de personnes dans la force de l'âge, et les oblige à renoncer au monde et à ses plaisirs. Mais que si au lieu de recourir à d'aussi pauvres remèdes, le malade n'employait que la médecine végétale universelle, un traitement de quelques mois suffirait pour écarter tous les symptômes, le ventre diminuerait, les membres prendraient de la vigueur, et l'esprit jouirait bientôt de toute sa force. Ces propriétés sont bien celles de la médecine végétale universelle, et tous ceux qui en font usage pendant quelques mois, reconnaissent bientôt qu'il s'opère une grande amélioration dans leurs forces musculaires : d'abord la région de l'estomac et l'abdomen qui sont le siége de la force musculaire, deviennent fermes et élastiques ; ils perdent de leur première flaccosité, les délinéations des muscles se dessinent sur les membres, l'abdomen diminue de volume et acquiert de la force, et le corps, les cuisses, les jambes, les bras, les jointures, devenus souples et vigoureux, retrouvent toute la grâce et la facilité de mouvement dont ils sont susceptibles ; de fortes frictions faites avec une brosse en peau accélèrent les progrès ; l'emploi de la médecine universelle végétale peut même empêcher la rupture du tendon d'Achille, et c'est encore le meilleur remède à employer pour obtenir la guérison lorsque cet accident se présente. Nous avons expliqué ce phénomène dans l'ouvrage que nous avons publié sous le titre d'*Avis important au public*.

DES TRAITS ET DE L'EXPRESSION DU VISAGE

Tout le système n'est qu'une machine ; l'esprit est le fruit du corps, et les traits et l'expression du visage peuvent en être regardés comme les fleurs. Ce sont les indicateurs les plus sûrs de la santé et de la maladie. L'expression de la physionomie dépend à la fois de l'état des humeurs et de la manière dont on a été traité depuis l'enfance. Si la constitution a été bonne et qu'elle n'ait eu besoin d'aucun amendement, l'expression du visage est bien caractérisée, les traits en sont bien dessinés ; si au contraire la constitution a été défectueuse, qu'elle ait été attaquée par des humeurs corrompues et stagnantes depuis l'enfance, le visage, d'abord animé, devient morose à mesure que l'on avance en âge ; une pâleur mate le couvre, et bientôt on y reconnaît les traces d'une mélancolie profonde. Tous ces symptômes eussent été détournés si on eût traité les enfans de bonne heure et qu'on leur eût donné la médecine universelle végétale ; et par ce simple acte de prudence, les parens auraient rendu à leurs enfans un plus grand service que s'ils leur eussent laissé une grande fortune.

On ne remarque point assez les symptômes de l'hydropisie, de la léthargie et de l'apoplexie. Dans ces cas, il n'y a point absence de chairs et de couleurs vives, mais ces couleurs ressemblent à une couche grossière de peinture : les traits, l'expression agréable manquent, et le patient possède en lui la conscience de sa faiblesse. Tous ces symptômes sont occasionnés par des humeurs âcres, corrompues et stagnantes qui entravent la circulation du sang et l'empêchent de donner de la vie à l'expression du visage. Que l'on examine l'homme morose : il est continuellement en proie à l'anxiété ; les plaisirs et les jouissances de la vie n'ont point de charmes pour lui ; rien ne peut le distraire de sa mélancolie que des entreprises hasardeuses, difficiles, et des libations abondantes. Mais bientôt ces excès accélèrent sa ruine, tandis que s'il eût fait usage de la médecine végétale universelle, ces humeurs, qui exercent une influence si fatale, auraient été dissipées, et par suite de cette évacuation, ses traits auraient conservé le cachet de la vigueur ; car c'est à tort qu'on attribue à une cause morale la gaîté ou la tristesse ; cette cause n'est due qu'à l'état du corps et à la condition des liquides internes.

DU TABAC.

L'usage de la pipe, considéré sous le point de vue hygiénique, ne saurait être condamné : la pipe agit sur la gorge et l'estomac, elle facilite l'évacuation des humeurs de la poitrine, comme les évacuations qui s'opèrent par le nez et la bouche facilitent le dégagement du cerveau ; l'usage de fumer délivre le corps des humeurs âcres qui s'y coagulent, humeurs qu'il serait difficile de chasser du corps par d'autres moyens. Cependant le plus grand nombre des hommes de l'art regardent cette pratique comme nuisible à la santé ; et à les entendre prescrire à leurs malades des pastilles, des pâtisseries et autres substances, on dirait qu'il vaut mieux empâter l'estomac, fermer les issues aux humeurs, que d'aider la nature à s'en débarrasser. Tel est le mode suivi par la plupart d'entre eux. Qu'on examine leur système avec soin, et l'on verra que dans tous les temps, de nos jours comme dans le passé, la Faculté a condamné et repoussé, selon son caprice, presque toutes les substances que produit la nature. On sait quelles luttes le thé et le café ont eu à soutenir, de quels anathèmes et de quelles prédictions sinistres ces deux substances utiles ont été frappées avant de se populariser parmi nous. Le sucre lui-même n'a pas été plus heureux; le pain, le lait et le riz ont eu aussi leurs adversaires; le bœuf, le mouton et la pomme de terre n'ont point échappé à la censure. Un grand nombre de poissons et tous les coquillages, des végétaux et des fruits ont été dénoncés par eux comme autant de poisons subtils; en un mot, si on eût écouté ces graves docteurs, le monde n'eût vécu que de gelées, de poulets, de pouding au pain et de sagou, de spiritueux, d'eau claire et de soda-water. La proscription s'est étendue jusque sur la bierre et le vin, qui ont été regardés comme contenant des principes contraires à la digestion et à la santé. Ils oubliaient, et le monde oubliait avec eux, que lorsqu'un homme jouit d'une bonne santé, quand il mange de toute espèce de nourriture, et qu'un autre homme est malade lorsque son ordinaire se compose des mêmes mêts, la différence qui existe entre ces deux personnes provient de la différence de leur constitution et non de la nourriture. Les humeurs de l'un sont bonnes, elles convertissent toute la nourriture de la manière la plus avantageuse pour sa santé; les humeurs de l'autre sont au contraire viciées, elles souillent et corrompent tout ce qu'il a mangé. Et cependant, malgré des faits aussi remarquables, on s'obstine encore à vouloir arriver à la santé, non par le dégagement des humeurs âcres, mais par des restrictions sans nombre, par l'adoption d'une nourriture particulière qui ne tend qu'à entraver la circulation du sang et à dégoûter le malade. Puis, lorsque, après un traitement aussi contraire, les amis du malade ont récompensé d'une manière libérale la science du docteur, on s'imagine que tout ce qu'il était possible de faire a été fait. Telle est la haute portée à laquelle la science médicale est arrivée aujourd'hui !

Des dissertations savantes ont été faites sur ce sujet; on a prétendu que l'action de fumer était préjudiciable à la santé en ce qu'elle fatiguait la poitrine; rien ne saurait être plus faux, attendu que chaque organe est susceptible d'action et que cette action lui est profitable. La fumée et l'action de fumer combinées ensemble tendent à débarrasser l'estomac d'humeurs acres, qui dans cette partie du corps sont la cause de la difficulté que nous éprouvons dans la respiration. Le corps de l'homme a besoin d'être nettoyé, et fumer de temps à autre ne peut manquer d'être profitable à la santé de ceux qui aiment la pipe.

MAUVAISE HALEINE. — TRANSPIRATION FORCÉE.

Ces deux affections indiquent d'une manière trop évidente la source corrompue d'où elles dérivent, pour que nous nous arrêtions à les décrire. Néanmoins peu de personnes y font attention; peu de personnes, disons-nous, ont recours aux seuls moyens possibles pour détruire radicalement le principe du mal. Que l'on examine tous les remèdes employés jusqu'à ce jour, on n'y verra que des palliatifs odoriférans dont l'action n'est que momentanée et laisse après elle des accidens toujours fâcheux.

DISPOSITIONS DE L'ESPRIT.

Les dispositions de l'esprit sont le miroir de ce qui se passe en nous-mêmes; lorsque ces dispositions sont calmes, c'est un signe certain de la bonne condition dans laquelle se trouve le corps. Dans cet état, la vie s'écoule paisible et calme, et on pourrait la comparer au ruisseau dont les eaux ne rencontrent aucun obstacle dans leur cours. L'intelligence, l'imagination, la sérénité de l'àme, peuvent être regardées comme l'essence du corps, car c'est dans ces facultés que réside toute la force de l'homme; elles sont le véritable fruit de l'arbre, le fruit de ce corps que nous avons nourri et entretenu avec tant de soin depuis notre naissance, et si par le régime que nous suivons nous n'avons pas perfectionné ces hautes facultés autant qu'il était en notre pouvoir de le faire, nous ne devons être regardés que comme des créatures imparfaites. Ce principe une fois reconnu, tout remède que l'expérience nous démontrera comme un agent propre à agrandir et à perfectionner les fonctions de nos facultés intellectuelles, doit appartenir à la nature, et nous aura été donné par elle pour cet objet. Telle est la médecine végétale universelle qui opère la purification du sang et qui est le seul mode que nous offre la nature pour nétoyer le corps. Sans doute il est des cas que l'on peut citer, où l'on n'a point retiré tous les avantages qu'on pouvait attendre de la purgation végétale; cela provient de ce que le malade n'a pas mis assez de persévérance, qu'il ne s'est point purgé à d'assez fortes doses, et que n'ayant pas une idée juste des véritables effets de la purgation, il a cru qu'il ne suffisait que de se purger pendant quelques jours pour être guéri. Mais l'expérience est là pour nous démontrer, combien la purgation est profitable. Ainsi chacun de nous éprouve un grand bien-être, lorsqu'après un rhume de poitrine ou un rhume de cerveau, il rend pendant quelque temps une certaine quantité d'humeur. Dans de telles circonstances, la nature, par suite de causes qui échappent à notre intelligence, possède la faculté de dégager le corps des humeurs qui amèneraient infailliblement la mort si cette évacuation n'avait pas lieu. Mais que l'on examine la tranchée que l'agriculteur intelligent pratique dans son champ pour l'écoulement des eaux; toutes les eaux des parties les plus éloignées du champ se dirigent vers elle, et leur mauvaise qualité en affecte les bords jusqu'à ce que l'écoulement soit terminé. Il en est de même du corps humain ; si l'estomac est conservé dans un état convenable, toutes les fonctions se règlent d'elles-mêmes, et les sucs ou liquides suivent leur cours régulier. En vain la science fera-t-elle des recherches ; en vain cherchera-t-elle à pénétrer par l'anatomie dans les parties les plus occultes de notre système, la route véritable est celle que nous indiquons ; que si elle s'en écarte, elle fera comme l'homme qui entre dans une forêt : plus il s'avance, plus il s'égare, et bientôt se cramponnant à toutes les branches, on la verra torturer l'homme par ses prétendues découvertes, et le rendre plus malheureux qu'elle ne l'a trouvé. Laissons à la chimie le soin d'exploiter comme elle l'entendra le champ qui lui est propre ; mais qu'elle n'usurpe point des fonctions qui ne lui appartiennent point ; qu'elle n'essaie point d'améliorer la nature humaine avec ses découvertes ; car au lieu de guérir l'homme, ces découvertes lui deviendraient fatales.

DE LA TOUX.

Ne vous alarmez point d'une forte toux ; ne croyez point, comme on est généralement disposé à le faire, que cet effort fatigue et déchire les poumons. Un peu de réflexion suffit pour nous convaincre que nous n'avons à redouter que ces rhumes étouffés qui, d'abord arrêtés par l'engorgement d'humeurs âcres dans les poumons, n'ont plus assez de force pour se faire jour. C'est dans cet état que la corruption commence, et de là naissent toutes les maladies pulmoniques qui conduisent tant de victimes au tombeau. Une forte toux, ou bien une toux sèche, ne sont point dangereuses, lorsqu'on ne prend pas des médicamens pour arrêter les humeurs dans leur cours. La guérison est même très prompte par l'emploi de la médecine végétale universelle, car une expectoration abondante s'ensuit, et de là un dégagement qui, en ôtant aux humeurs, leur âcreté, rétablit les poumons dans leur état normal. Il en est de la toux comme de toutes les affections auxquelles est sujet le système organique. De quelque côté qu'on tourne ses regards, on le voit chercher à se dégager des humeurs qui le fatiguent. Il n'y a qu'à le seconder dans cette opération, et bientôt le mieux se déclare et continue jusqu'à la disparition complète des symptômes qui nous ont d'abord effrayés.

CROUTES QUI SE FORMENT LORSQUE LES PLAIES VEULENT SE CICATRISER.

Les croûtes qui se forment lorsque les plaies veulent se cicatriser nous démontrent d'une manière évidente la nature de l'humeur âcre et corrompue qui est dans le corps. Cette humeur, formée en une substance inerte et dure, qui ressemble à de la corne et qui n'est capable d'aucune organisation, reste dans cet état d'inertie jusqu'à ce que la peau se forme. Elle prend son origine dans l'estomac et dans les intestins, et se répand ensuite dans tout le corps. Sa forme et sa force varient de mille façons, elle produit mille maladies, mille douleurs; elle en est la base fondamentale. Il est absurde de parler de nos solides; nous ne saurions ajouter à leur volume ni les diminuer d'un côté, ces solides n'existant point isolément, en ce qu'ils sont formés de sucs organisés qui sont émanés et qui émaneront dans tous les temps des humeurs viciées sur lesquelles on ne peut agir que par la purification du sang.

DES CANCERS.

Les moyens auxquels on a eu recours jusqu'à ce jour pour guérir cette maladie sont restés sans efficacité; l'humeur cancéreuse est de la nature la plus corrompue, la plus corrosive;

on ne peut la comparer qu'à l'essence des autres humeurs ; elle ressemble à un état concentré d'humeur érysipèle ; aucun remède autre que la médecine végétale universelle prise à forte dose et pendant une longue période ne saurait détruire ce virus. Nous nous sommes arrêtés trop long-temps sur la nature et la construction du corps de l'homme, et des maladies auxquelles il est sujet, pour qu'on ne puisse pas comprendre d'où part une telle maladie : c'est donc en vain qu'on chercherait à la guérir par un traitement externe ou chirurgical, le seul remède à employer c'est la médecine universelle végétale ; car elle seule peut dégager le corps de ces humeurs et régénérer le sang.

DES INDES OCCIDENTALES.

On sait combien est grande l'insalubrité du climat des Indes Occidentales, et combien de personnes, tant parmi les blancs que parmi les noirs, périssent chaque année victimes de l'influence désastreuse de ce climat. Dans cette partie du monde, plus qu'ailleurs, le vieux système médical a ses coudées franches ; le mercure, l'antimoine, l'émétique, les sels, le quina, l'opium, le camphre et l'assafœtida trouvent toujours un grand nombre de consommateurs, et font conséquemment d'innombrables victimes. A cette énumération n'oublions pas d'ajouter l'usage de la lancette. La lancette jouit d'une grande faveur dans toutes les Antilles, et ce traitement, comme ceux que nous venons d'indiquer, moissonne chaque année d'innombrables victimes. Cependant les ulcères, les affections cérébrales, les maux d'estomac, les fièvres, les pleurésies, la fièvre jaune, les hydropisies et tout le cortége des maladies qui déciment chaque année la population des Antilles, pourraient être guéris et à peu de frais par l'emploi de la médecine végétale universelle. Car si ce climat exige qu'on porte la plus grande attention à l'état de l'estomac et des intestins, avec de tels soins, il est sans contredit le plus salubre qui existe pour l'homme.

DES CHEVEUX.

Semblables aux feuilles qui ornent la tête des arbres, les cheveux sont la parure du visage, et comme dans toutes les autres parties de notre système, leur pousse, leur force et leur durée dépendent de la santé et de la bonne condition du corps. Il n'est point encore prouvé que les graisses et les substances si vantées que l'on applique chaque jour à l'extérieur, ont la vertu d'accélérer la pousse des cheveux et d'en augmenter le soyeux et la beauté; mais il est un fait qu'on ne peut contredire, c'est que les cheveux poussent d'une manière facile, qu'ils se conservent dans tout leur éclat lorsque le corps est dans son état normal, et qu'ils diminuent et tombent lorsque le corps est malade; les cheveux comme les ongles, et toutes les autres parties du corps étant nourris par les sucs qui proviennent du sang. Que faire pour les conserver? Je recommande à tous ceux qui me liront l'emploi de la médecine végétale universelle; l'action de ce purgatif attaque jusque dans leur racine tous les maux qui occasionnent la chute des cheveux, elle améliore la partie et les sucs qui alimentent les cheveux. Je puis citer un exemple remarquable des effets de la médecine végétale en pareil cas, cet exemple est pris dans ma famille. Ma nièce, âgée de seize ans, étant en pension, perdit ses cheveux par suite d'une maladie grave; on fut obligé de lui raser la tête et de recourir à de faux cheveux; les cheveux poussèrent, mais ils n'avaient point de vigueur; elle arriva ainsi à l'âge de vingt ans, époque à laquelle les cheveux devenant plus faibles, tombèrent de nouveau, laissant des places entièrement nues et larges comme des pièces de 5 fr.; ceci dura pendant quelque temps, elle était toujours maladive et les remèdes auxquels elle avait recours restaient sans effet. Vers cette époque je commençai à faire usage de la médecine végétale. L'état de la malade empirait, elle eut une attaque violente d'érysipèle; je lui fis prendre la médecine qui depuis cette époque a rendu la santé à tant de personnes, et bientôt j'eus la satisfaction de la voir recouvrer ses forces Là ne s'arrêtèrent point les effets de la médecine végétale; les cheveux repoussèrent avec abondance, et l'une de ses jambes qui, par suite de l'érysipèle, était devenue boiteuse, fut radicalement guérie. Telle fut la guérison singulière qu'opéra la médecine végétale universelle. Mais il est un fait plus curieux, c'est que l'action de ce remède empêche aussi les cheveux de grisonner. C'est que la médecine végétale, en rendant au corps son état normal, produit un effet contraire à celui qu'occassionent le chagrin et l'affliction, qui hâtent la chute des cheveux et les font blanchir. J'en ai l'exemple par moi-même, et aujourd'hui mes cheveux s'épaississent encore et ne grisonnent plus depuis quatre ans.

DE LA LONGÉVITÉ.

Tout le monde désire arriver à la vieillesse. Dans quelque rang de la vie que nous soyons placés, nous quittons ce monde avec regret. Mais l'homme a-t-il bien mis en usage des moyens rationnels pour prolonger son existence; la science médicale a-t-elle fait tout ce qu'elle devait faire pour venir à son secours? L'homme qui arrive à un âge avancé est presque toujours regardé comme un être à part, quelques uns le considèrent comme un prédestiné; on ne fait aucune attention à ses habitudes, à son enfance, au mode de vie auquel il doit son grand âge; l'on n'a point encore de principe certain sur lequel on puisse se fonder. Lisez une description de ce qu'on appelle une belle vieillesse, des symptômes ainsi que des sensations qui accompagnent cet âge, et des causes physiques qui amènent la mort de l'homme âgé : on y voit que cette mort est causée par la stagnation des humeurs dans le corps, le mauvais état des os et la diminution de la capacité des veines et des vaisseaux sanguins. Il résulte de ces observations que la cause primitive qui a produit ces circonstances est l'état stagnant et visqueux des humeurs, leur non fluidité et la difficulté qu'elles éprouvent à pénétrer dans les veines et à nourrir le corps comme elles le faisaient auparavant, d'où il suit qu'une personne, douée d'une bonne constitution, qui aurait connu la véritable cause qui produit la santé, et qui eût fait usage, à de certaines époques, de la médecine végétale pour se dégager des humeurs stagnantes qui rétrécissent les vaisseaux sanguins, aurait, en adoptant ce système, prolongé sa carrière.

Mais un tel fait ne saurait être mis en doute ; car en suivant un système contraire, une double cause active chaque jour la destruction de cet homme: la première est l'épaississement des humeurs, la seconde est la déperdition d'énergie et de la force du sang, deux causes qui amènent en général la mort du vieillard ; car il n'y a qu'un petit nombre d'entre eux qui soient affligés de maladies aiguës ou chroniques, ces maladies détruisant bientôt la machine en ce qu'elle entravent la circulation du sang. La médecine végétale au contraire est un remède sûr et facile qui aide à la digestion, qui donne de la vigueur à l'estomac, enlève toutes les humeurs superflues et rend celles du corps plus pures et plus fluides ; il est donc facile de concevoir que ce remède doit prolonger la vieillesse, et que c'est même le seul moyen à employer pour arriver à un âge avancé.

Cependant on fait encore des restrictions multipliées sur la diète ; les uns recommandent les élixirs, les baumes, les toniques, les pilules analeptiques ; d'autres veulent qu'on intervertisse les heures du sommeil ; celui-ci recommande l'usage des vêtemens chauds ; d'autres, et c'est le plus grand nombre, prétendent que l'homme qui atteint un âge avancé a quelque chose en lui de particulier. Dans ce langage il n'y a point de principe, point de système arrêté ; c'est une oscillation constante qui tantôt fait recourir à un système et tantôt à un autre, ce qui ne peut manquer d'être préjudiciable à la santé. Ces méthodes ne peuvent être bonnes : la nature est une, il faut un remède simple ; or à ce titre la médecine végétale universelle se recommande d'une manière spéciale à l'attention de tous les vieillards ; et comme elle enlève les humeurs corrompues et viciées, leur santé pourra se conserver jusqu'aux dernières limites que le ciel a tracées pour la vie de l'homme.

On se rappelle l'histoire de ces deux hommes qui, tous deux âgés et tous deux bien portans, paraissaient devant un juge, et qui furent interrogés par lui sur le mode de vie qu'ils avaient adopté pour arriver à un âge aussi avancé. L'un répondit qu'il avait été sobre et qu'il avait mené une vie patriarchale ; l'autre, au contraire, qu'il faisait souvent de copieuses libations. Ce double résultat confirme ce que j'ai dit sur la nourriture ; que toutes les substances sont également bonnes ; et que tout dépend des évacuations du corps ; que ces évacuations doivent toujours être libres et faciles ; que les liqueurs spiritueuses n'ont point un effet immédiatement contraire à la vie, mais que cet effet peut être produit par suite de l'inflammation du corps et des obstacles qui peuvent empêcher les évacuations. L'homme qui s'adonnait à de copieuses libations, ne s'était certainement point ainsi livré à ces penchans dans tout le cours de sa vie, il avait mené une vie active et sobre, sa constitution était saine, les sucs de l'estomac étaient de bonne qualité, ils n'avaient rencontré aucun obstacle dans la circulation. Une telle constitution peut défier toute espèce de maladie, parce que les sucs de l'estomac étant bons, ils fournissent abondamment un sang pur pour la nourriture du corps ; il eût pu arriver encore que cet homme ne commençât à s'adonner au vin qu'à un âge avancé de la vie, entre quarante et cinquante ans, sans en éprouver le plus léger inconvénient, car un corps bien organisé jouit alors de toute la plénitude de ses forces, et ne peut être dérangé que par de grands excès.

DES MALADIES ORGANIQUES.

La véritable application des mots et leur signification sont le premier pas vers la science; sans cela on s'avance dans une voie incertaine, et l'on ne peut arriver à aucun résultat positif. Par maladie organique on entend communément une défectuosité de l'organe qui l'empêche de remplir ses fonctions naturelles; on compare, disons-nous, ces affections à la roue d'une machine qui, brisée dans quelque partie, arrête toute la machine sans qu'on puisse y porter remède. Une maladie causée par l'augmentation graduée d'une humeur qui se fixe sur les parois d'un organe, lorsque cette humeur en altère l'action, est appelée maladie organique. Cette signification ne saurait être exacte; car toutes les maladies, la mort même, pourraient être regardées avec autant de raison comme des maladies organiques; attendu que, dans toutes, quelques organes sont d'abord altérés, ce qui cause la mort. Dans les maladies aiguës qui ont leur source dans la négligence et le défaut de soin de purger occasionnellement le corps par la médecine universelle végétale, cette altération a lieu fréquemment. Dans les maladies chroniques, l'altération est lente, imperceptible; mais la cause est la même, elle tend aux mêmes résultats, à la destruction de l'organe.

Le terme organique ne doit s'appliquer qu'aux affections que nous apportons avec nous en naissant. Mais dans ce cas comme dans les autres, le remède est le même. On voit par les coupures, les blessures, que la nature, c'est-à-dire le sang pur qui est dans l'homme et tous les animaux, a le pouvoir de former et de régénérer de nouveau les parties qui nous manquent; que même dans les os la nature possède à un haut degré la faculté de rendre l'action qui lui est propre à l'organe que nous avons laissé s'altérer. Avisons donc aux moyens de régénérer le sang, et laissons de côté la dissection. Laissons-là, disons-nous, ce système de cruauté qui ne repose que sur les caprices et l'ignorance de la nature de l'homme; expériences pour prolonger la vie à l'aide du scalpel, qui ne sont faites qu'aux dépends de quelques organes internes et d'incisions plus ou moins grandes qui toutes sont préjudiciables à la vie; en un mot, expériences qui nous coûtent souvent les membres les plus utiles.

En lisant les rapports médicaux qui paraissent tous les mois, on a lieu de s'étonner que l'esprit humain se soit livré ainsi à l'ignorance. Examinons les rapports des faits qui se passent dans nos hôpitaux. Après avoir traité un malade et l'avoir drogué pendant plusieurs mois, lui avoir donné telle potion, puis telle autre, ce malade meurt; son corps est ouvert, et qu'y trouve-t-on? ce que tout homme doué d'un peu d'intelligence devait s'attendre à y trouver, savoir : une masse d'humeurs de différentes espèces, du sang coagulé qui a d'abord obstrué l'organe, et qui finalement l'a détruit. Mais rien n'est changé à la théorie et au mode de traitement; la lumière qui frappe n'éclaire point, on continue comme par le passé à agrandir la somme des maux qui affligent déjà notre espèce. Chose plus étrange, c'est que tout ces rapports, couverts d'un vernis de science, frappent tellement la multitude, qu'elle s'étonne et regarde ces faits comme des prodiges de l'art et la preuve la plus évidente des misères dont elle-même est menacée, quand toutes ces misères, toutes ces souffrances pourraient disparaître et se guérir au bout de quelques semaines, par l'emploi de la médecine végétale universelle. Laissons agir la nature, c'est là un principe fondamental dont on ne doit pas s'écarter; et à l'aide du remède dont nous parlons, elle aura le pouvoir de nettoyer le corps et de le régénérer dans les parties qui sont affectées.

DE LA BONTÉ DE LA MÉDECINE VÉGÉTALE, RÉVÉLÉE PAR ELLE-MÊME.

Chacun sait par expérience combien est grand le dégoût que l'on éprouve à prendre une médecine pendant quelques jours consécutifs. Dans les maladies chroniques, lorsqu'il est nécessaire de prendre des remèdes pendant plusieurs semaines, ces remèdes nous inspirent une telle répulsion, souvent ils donnent naissance à de tels symptômes, que le malade est obligé d'en cesser l'usage. Ainsi la médecine qui nous est donnée pour détruire la maladie est si étrangère, si hostile à notre constitution, qu'elle produit des symptômes souvent plus dangereux que ceux que nous cherchons à combattre; c'est que ces médicamens ne déracinent point la cause du mal, ils ne font que le déplacer, ainsi que la remarque a dû en être faite par les personnes qui ont été malades pendant quelques jours. Les eaux minérales de toute nature, les médecines ferrugineuses, malgré toute la vogue dont elles jouissent, ne produisent point de meilleurs effets. Et l'on en voit la preuve dans la variété des prescriptions auxquelles le malade est assujetti. Ainsi un jour on lui donne un remède qui contrarie l'effet du médicament qu'on lui a donné la veille, et le lendemain c'est une autre drogue dont les propriétés sont entièrement opposées à celles du médicament qu'il a pris le jour précédent. Mais la constitution du malade ne s'améliore point; car aucun de ces médicamens ne jouit de ces propriétés, leur action se borne à rafraîchir ou à stimuler nos fibres, à en altérer les sensations pendant quelque temps, à les amortir. La médecine végétale universelle, au contraire, ne donne aucune fatigue, elle n'inspire aucun dégoût; le malade éprouve une amélioration graduelle de jour en jour, et tous les symptômes fâcheux s'évanouissent par un long usage. Pour celui qui n'a point encore employé cette médecine, les effet paraissent merveilleux ; lorsqu'il la prend à onze heures du soir, son corps se trouve entièrement rafraîchi le matin ; elle opère sur lui avec facilité, et à dix heures du matin l'appétit qu'il éprouve lui permet de goûter avec plaisir à tous les alimens qui lui sont présentés. Il possède enfin la conviction intime qu'il adopte pour la santé le meilleur système qu'il pouvait suivre ; ce qui est rarement le cas, lorsqu'on suit un traitement contraire.

DE LA BOUCHE ET DES DENTS.

Toutes les maladies de la bouche et des dents sont guéries au bout de quelques mois par l'emploi de la médecine universelle végétale. Cette médecine facilite la dentition dans les enfans ; les dents percent sans peine les gencives, et l'enfant qui en fait usage a toujours un élégant ratelier. Il y a mieux, c'est que jamais celui qui prend cette médecine pendant quelque temps n'éprouve de maux de dents, car ce remède épure les gencives en leur ôtant les humeurs âcres qui engendrent le scorbut et qui privent les racines de leur nourriture.

TREMBLEMENT.

Il n'y a rien de plus triste que ce tremblement continu dans la tête et dans les mains, dont un grand nombre de personnes jeunes encore sont affectées ; on dirait que tout le système est ébranlé, qu'il n'a plus de vie ni de vigueur, et que le moment de la mort est venu. La cause de ces tremblemens est très subtile ; néanmoins il serait facile d'expliquer que, comme celle de toutes les maladies, elle provient de la mauvaise condition des humeurs, et que comme toutes les autres maladies le tremblement peut se guérir par l'emploi prolongé de la médecine végétale ; que ce remède enfin, en dégageant les nerfs de l'humeur morbide qui se fixe sur eux, leur donne à la fois une élasticité nouvelle et leur force primitive.

MALADIES DES ENFANS.

PETITE VÉROLE. — ROUGEOLE. — COQUELUCHE.

Toutes ces maladies proviennent d'un effort du sang pour se dégager des humeurs qui l'incommodent. La plus dangereuse de toutes est sans contredit la coqueluche. L'humeur d'où elle dérive peut être appelée l'humeur des poumons ; elle déchire cette partie de notre système, en se déplaçant de côté et d'autre, et en produisant par ce déplacement une toux violente et opiniâtre, et cette accumulation d'humeurs âcres que nous rendons par la bouche. L'usage de la médecine végétale universelle, et particulièrement de celle n° 2, qui, souvent cause le vomissement pendant quelque temps, la guérit, et dans de telles circonstances, cette médecine fait disparaître le mal avec autant de promptitude que d'efficacité.

DE LA PROFESSION MÉDICALE.

La profession médicale est maintenant une véritable profession industrielle. On voit un grand nombre de personnes qui, dans cette idée, prétendent que simplifier le système actuel ce serait forcer les médecins, les chimistes et les chirurgiens à fermer leurs portes. Une argumentation aussi fausse ne tendrait qu'à augmenter les maux déjà si nombreux qui frappent notre espèce, et on pourrait dire alors que le monde a été créé pour être exploité par les docteurs.

OBSERVATION.

Si, par suite de la bénignité de vos humeurs, vous êtes du nombre des hommes forts et robustes qui jouissent d'une santé parfaite, vous devez réfléchir plus que tout autre aux souffrances, à la misère et à l'incertitude de la vie par tout ce qui se passe chaque jour autour de vous; vous devez vous appliquer, en suivant un régime doux, à prévenir les maux qui peuvent vous atteindre; si, au contraire, vous êtes malade, et que vous désiriez faire cesser cet état maladif, c'est encore dans la médecine végétale universelle que vous trouverez un remède assuré contre les maux qui vous affligent. L'emploi prolongé de ce traitement vous procurera la santé, il agrandira vos facultés intellectuelles, et vous donnera une longue vie. Avec ce remède, l'erreur est impossible, et vous éviterez toutes les misères d'une existence souffrante et maladive. Il suffit de le prendre pendant un temps dont la durée varie selon le mal, pour que l'intelligence et le corps se développent et acquièrent à la fois toute l'énergie dont ils sont capables, pour que la digestion s'opère avec facilité, et sans recourir à ces eaux artificielles, aux vins, aux amers, au soda-water, au baume de Gilead et à tous les autres accessoires dont les médecins sont aujourd'hui si prodigues envers leurs malades. La raison en est facile à comprendre : la digestion s'opère à l'aide des sucs et fluides; ces sucs ou fluides eux-mêmes proviennent du sang qui les produit de la même manière pour toutes les autres parties du corps, et qui pourvoit à leur alimentation comme il pourvoit à l'alimentation de ces mêmes parties. L'usage journalier de la médecine végétale universelle chasse du corps les humeurs âcres et viciées qui s'opposent à la digestion et arrêtent la

nature dans toutes ses fonctions. En un mot, la médecine végétale donne aux sucs digestifs l'état de pureté qui leur est
nécessaire pour la digestion. Dans cette condition, qui était
celle que possédaient les premières races avant que leurs humeurs fussent viciées ou eussent dégénéré, et avant qu'elles
eussent commencé à adopter les idées absurdes sur la santé et
l'organisation du corps qui nous ont été transmises de siècle
en siècle par l'ignorance et la crédulité, la force et les qualités
dissolvantes des sucs sont telles que rien de ce qui est entré
dans l'estomac n'est perdu. Une amélioration sensible se déclare
dans toutes les facultés, et les membres, les nerfs, les muscles, la poitrine ainsi purifiés de toutes les impuretés qui les
gênent, acquièrent une vigueur nouvelle par la simple évacuation des humeurs. Mais un malade a-t-il jamais éprouvé
quelque bien-être des médicamens qui lui ont été adminis-
trés sous le titre spécieux de carminatifs, d'anodins, de toniques, de beaume de Gilead? Non! car le changement que
ces médicamens produisent n'est qu'un changement momentané dans nos sensations : on retombe bientôt dans l'état maladif d'où l'on espérait sortir; souvent même cet état a empiré,
et l'on est obligé de recourir à d'autres médicamens du même
genre qui n'ont pas plus de succès. Des toniques et remèdes
nerveux on passe aux remèdes laxatifs, aux bains chauds,
aux sudorifiques, aux vêtemens de flanelle, à l'usage du lait
ou des végétaux, à l'abstinence du vin et des liqueurs fermen-
tées, et à mille autres remèdes qui semblent avoir été inventés
pour notre souffrance, et la vie s'écoule ainsi au milieu de
douleurs et de privations cruelles, jusqu'à ce qu'une fin pré-
maturée vienne y mettre un terme. Avec la médecine végétale, tous ces traitemens sont inutiles, car elle seule suffit
pour alléger les souffrances du malade d'une manière efficace
et prompte; et s'il arrive que ces souffrances durent encore
au bout de quelques jours, le malade reconnaît bientôt que la
cause de cette douleur prolongée provient de ce qu'il n'a pas

pris la médecine végétale à doses assez fortes ; les symptômes disparaissent aussitôt et toutes les facultés se retrempent ; elle n'occasione d'ailleurs aucune peine, aucune privation, et nous donne en outre le pouvoir de jouir de tous les biens qui sont à la portée de l'homme.

TUMEURS BLANCHES.

La méthode que l'on emploie pour guérir ce genre de maladie peut être regardé comme une véritable monstruosité dans l'art actuel de guérir. Cette maladie, qui semble offrir à l'esprit le plus ordinaire la manière simple dont elle doit être traitée, est regardée comme une maladie incurable par les médecins. L'ignorance du corps humain pourrait seule empêcher de comprendre que c'est par l'évacuation qu'on peut arriver à délivrer le membre de l'humeur stagnante qui s'y est fixée. Au lieu de cela on emploie un grand nombre de moyens inutiles, ou bien l'on a recours à la chirurgie : aussi est-il souvent plus avantageux pour le malade de mourir que d'être exposé à des souffrances aussi cruelles.

TORSIONS DE L'ÉPINE DORSALE, ET AUTRES DIFFORMITÉS.

De nombreuses erreurs naissent de la fausse idée que nous avons des opérations de la nature et de la simplicité avec laquelle elle a pourvu à l'alimentation de toutes les parties du corps. Les torsions de l'épine ne sont incurables que parce que nous employons des moyens impropres, que nous négligeons les causes d'où chaque chose procède, et que nous nous attachons seulement aux effets et aux symptômes sans remonter aux causes. Ainsi, lorsqu'il existe une torsion quelconque dans un de nos membres, nous pensons qu'il suffit d'y appliquer la force pour le redresser ; mais on ne réfléchit

pas que cette difformité provient d'une cause dans les jointures et les os eux-mêmes, cause qui obstrue le sang et empêche la nutrition de cette partie, et que c'est en expulsant
cette cause que l'on peut faire disparaître la difformité ; en un
mot, que tous les instrumens de torture employés dans ces
maladies peuvent bien faire endurer au malade des souffrances
horribles, mais qu'ils ne sauraient le guérir.

CONSOMPTION.

La consomption est un sujet de terreur pour des milliers
de familles par suite des ravages qu'elle occasionne ; cependant il y a long-temps que l'on aurait pu arrêter les progrès
de cette maladie, si l'on en eût mieux compris la cause.

La consomption a sa source dans les humeurs âcres et vicieuses qui s'arrêtent et se fixent sur les parois des poumons.
Chassez ces humeurs qui corrodent et détruisent les organes
sur lesquels elles se fixent, et vous guérirez le malade.
Qu'on remarque ce qui a lieu dans les furoncles, les ulcères, lorsque les humeurs âcres ont été déchargées ; alors
la nature met une promptitude merveilleuse à réparer ce
qu'elle a perdu, et bientôt on la voit former une peau nouvelle dans l'endroit où était la plaie. Il en sera de même de
la consomption, si l'on fait usage de la médecine végétale universelle, car, par sa simple action, cette médecine suce et
tire à elle les humeurs stagnantes et corrompues qui se fixent
sur les poumons comme sur les autres parties, et laisse ainsi
au sang pur une circulation facile qui rétablit bientôt l'équili-
bre et régénère les parties attaquées.

DE L'AIR ATMOSPHÉRIQUE.

Lorsqu'on examine cette guerre incessante que nous faisons à l'air atmosphérique, ces précautions immenses que

nous prenons contre le froid et le chaud, pour nous préserver du rhume, ce combat perpétuel que nous livrons à un ennemi invisible, on serait tenté de se croire à ces temps reculés où les peuples attribuaient leurs maladies à la malignité de leurs dieux et de leurs esprits. L'air atmosphérique n'est point une cause de maladie. Il y a, sans contredit, dans l'air et dans la température des variations qui affectent notre santé; mais le changement que l'on peut faire d'un climat à un autre, quelle que soit la nature de ce climat, est toujours utile; l'air est comme la nourriture, la variété est salubre. Ce qui prouve que l'air atmosphérique n'est point une cause de maladie, c'est que nous voyons des personnes se bien porter dans les climats que nous regardons comme les plus insalubres, tandis que d'autres se portent mal, quoiqu'elles prennent toutes les précautions possibles pour conserver leur santé dans les climats que nous regardons comme les plus sains. Nous ne devons donc pas attribuer nos maux à des causes externes; la cause du mal réside en nous-mêmes. Je le répète, lorsque l'estomac ou les poumons sont remplis d'humeurs viciées et que l'air ne peut y pénétrer, alors, en respirant un air plus ou moins raréfié ou plus ou moins humide, les symptômes peuvent varier en bien ou en mal; mais là s'arrête l'influence de l'air, on en voit l'exemple par ces phtysiques que l'on promène de climats en climats et qui périssent malgré toutes les précautions qu'on prend pour les sauver. On ne saurait trop, dans ces cas, faire usage de la médecine universelle végétale, qui a la propriété de dégager les poumons des humeurs qui les fatiguent; alors la santé sera bonne sous toutes les zones et toutes les températures. Le corps de l'homme n'est point une machine aussi délicate que la Faculté voudrait le faire croire; une fois délivré des humeurs qui le minent, il peut résister aux influences atmosphériques que nous croyons les plus funestes; on le voit par les fondeurs de métaux, qui passent du chaud au froid et supportent cette transition sans qu'il en résulte aucun mal ; tandis que d'autres ne sauraient supporter l'air qu'ils respirent qu'autant qu'il est réglé par le thermomètre. Il est indubitable que si les ouvriers prenaient de temps à autre une médecine apéritive telle que la médecine universelle végétale, ils échapperaient aux accidens qui sont dépendans de leur travail. Mais il suffit de voir ces hommes exposés à l'extrême chaud ou à l'extrême froid, tandis que d'autres cherchent inutilement une température qui leur convienne, pour comprendre que ce n'est point dans l'air atmosphérique, mais bien dans les humeurs, qu'est la cause du mal.

SALIVATION.

Le temps n'est pas éloigné où l'on aura de la peine à croire qu'aux XVIIIe et XIXe siècles, les médecins avaient encore recours au mercure et à d'autres minéraux, malgré le discrédit complet dans lequel sont tombés ces médicamens, et malgré la frayeur qu'ils inspirent. J'ai eu moi-même à subir tous les désagrémens d'une salivation prolongée pour obtenir la guérison d'une palpitation violente que j'avais au creux de l'estomac : le remède, et cela devait être, ne put guérir le mal, et après l'avoir continué pendant quelque temps, je me trouvai plus malade que je n'étais au commencement du traitement. Cependant la prescription avait été faite par une des plus grandes autorités médicales de la métropole. Qu'arrivat-il? Lorsqu'on sut que la prescription n'avait rien produit, ces messieurs jugèrent que la maladie dont j'étais atteint était incurable. Mais cette fois, comme dans mille autres circonstances que je pourrais citer, on se trompa. Quelle confiance doit-on donc avoir dans le système actuel, et pourquoi ne pas avouer avec franchise les fautes qu'on a commises, donner un exposé candide des faits, au lieu de créer, comme on le fait encore, de nouvelles théories, et augmenter la perplexité dans laquelle on est déjà ?

Les expériences auxquelles se livrent nos hommes de l'art ne discontinuent point : en effet, après avoir exploité le sublimé corrosif, l'arsenic, l'opium, ils ont recours aujourd'hui à de nouveaux remèdes ; oubliant que la nature, dans toutes ses opérations, ne montre point cette oscillation constante, ils adoptent de nouveaux systèmes ; ce ne sont pas là les voies simples qu'emploie la nature pour améliorer la condition physique de l'homme. Mais qu'on examine les systèmes qui jouissent aujourd'hui d'une si grande faveur, et l'on reconnaît bientôt qu'ils sont fondés sur des théories illusoires, et que le plus grand nombre reposent sur des mots et non sur des faits ; et souvent de cet examen on voit ressortir les idées vulgaires, qui n'ont pour appui que l'infatuation et la négligence.

ÉDUCATION PRÉMATURÉE.

Rien n'est plus nuisible à la santé des enfans, et à leur bien-être dans un âge plus avancé , qu'une éducation précoce. On a toujours pensé que l'intelligence était indépendante du corps. C'est une erreur, comme le prouve la vieillesse, où les facultés intellectuelles perdent de leur énergie à mesure que les forces physiques s'affaiblissent. Donner aux enfans une éducation forcée, c'est priver un jeune arbre de son écorce et le dépouiller de ses fleurs, c'est affaiblir et déranger les organes intellectuels, et occasioner une réaction nuisible sur le cœur et l'estomac. Cependant, chaque jour nous voyons des enfans dont les parens tirent vanité parce qu'à quatre, cinq et six ans, ils savent lire, écrire et répondre à quelques questions savantes ; rien n'est plus satisfaisant pour leur orgueil lorsque ces enfans , à l'âge de douze ans, sont maîtres de quelques langues. Cependant, lorsque plus tard, on suit ces petits prodiges dans le monde, on est tout étonné qu'à dix-huit ou vingt ans ils ne soient pas plus avancés que les jeunes gens qui ont commencé leurs études long-temps après eux.

DE L'ÉTUDE DE LA MÉDECINE.

L'étude de la médecine, telle qu'on la pratique dans nos Facultés, peut être regardée comme une étude d'erreurs qu'on ne saurait ni désapprendre, ni oublier. Tout le monde convient que les théories et la pratique anciennes sont entachées de monstrueuses défectuosités ; mais on aurait tort de s'imaginer que ces erreurs ont été rectifiées, et qu'on a adopté une pratique plus naturelle et plus rationnelle : il n'en est rien ; les erreurs sont les mêmes, elles ne sont pas moins grossières et donnent des résultats tout aussi funestes. L'histoire des différens systèmes et des divers modes de guérison inventés par la Faculté, est vraiment curieuse. Nous bornant aux principaux systèmes, nous voyons un docteur célèbre diviser les maladies en deux classes, l'une qu'il dénomme classe des maladies avec force ; l'autre est appelée classe des maladies sans force ; et cette savante classification ne change rien. Un autre docteur non moins célèbre veut qu'on s'ensevelisse dans la terre long-temps avant le moment fixé par la nature pour la mort, dans l'espoir que ce bain froid au sein de la terre donnera de la force à nos corps et les retrempera d'une manière merveilleuse. Plus tard, l'électricité jouit d'une grande faveur pour guérir la décrépitude. Puis viennent l'acupuncture, le mercure, les préparations minérales et les médicamens narcotiques. On crut triompher de toutes les maladies et les neutraliser par ces remèdes : eux seuls furent regardés comme étant efficaces, et tout autre mode de guérir fut considéré comme indigne d'un médecin de la Faculté. Le mercure, l'antimoine, l'arsenic, le plomb et le laudanum, de copieuses saignées et des sangsues furent donc mis en œuvre ; mais on sait quels ont été les effets de ces traitemens et combien de victimes y ont succombé. Ajoutons à cette nomenclature les diverses modifications de la diète, les bains d'eau glacée, les transpirations forcées, les exercices violens, les restrictions sur la nourriture et le sommeil, les potions repoussantes et les pilules bleues, et nous n'aurons encore qu'une idée imparfaite du nombre de traitemens adoptés par la Faculté pour le supplice des malades.

PHRÉNOLOGIE.

Qu'est-ce que la phrénologie dont on parle tant? quels sont les avantages qui en dérivent? On dirait, par tout ce que nous en avons vu jusqu'à ce jour, que cette science n'a d'autre objet que de donner la mesure certaine de la somme d'intelligence dont un homme a joui pendant sa vie; la phrénologie ne semble s'occuper que de la capacité et de la forme du cerveau, et qu'à tirer des déductions savantes sur l'intelligence et les penchans du crâne qu'elle a sous son observation. Suivant elle, c'est de leur capacité et de la manière dont ces crânes sont formés que dépend l'énergie du contenu. Mais est-ce bien sur cette enveloppe qu'on peut baser de telles assertions : le cerveau lui-même peut-il fournir de telles déductions? Quel est le phrénologiste assez sûr de lui-même, qui pourra distinguer le cerveau d'un homme sage de celui d'un homme ordinaire? S'il le pouvait, il faudrait que son examen eût lieu à l'état de la vie, lorsque le sang circule dans toutes les ramifications du cerveau, et encore, en admettant la possibilité d'un tel examen, pourrait-on arriver à un résultat avec quelque certitude de succès? Disons-le, la phrénologie est une science vaine, car le cerveau comme les yeux, les oreilles, le nez, le palais, sont incompréhensibles dans leurs opérations; la dissection elle-même nous a-t-elle permis de reconnaître la cause de ces opérations? a-t-on découvert des remèdes pour guérir les maladies des sens? Non; mais le sang pur, sans l'assistance du scalpel, peut remédier aux défectuosités dont ces organes sont affectés, et cela avec autant de facilité qu'il enlèverait un bouton sur le visage. Je parle aussi du cerveau et du crâne. Pour perfectionner ces deux parties délicates du corps, pour leur donner l'organisation qui leur est propre, c'est le sang qu'il faut purifier en nettoyant l'estomac et les intestins, car le sang est le maître architecte du cerveau et du crâne, comme de toutes les autres parties du corps. Nous sommes d'accord avec les phrénologistes sur le développement du crâne et du cerveau, nous insistons avec eux pour leur donner autant de force que possible; mais on ne peut arriver à leur donner cette force et ce développement que par le moyen du sang, qui développe et nourrit à la fois toutes les parties : le sang pur est aux animaux ce que la rosée du ciel est à la terre : il vivifie le corps, comme la rosée vivifie la terre.

DE LA PESTE ET DE LA FIÈVRE JAUNE.

Ces maladies ayant fait l'objet de plusieurs enquêtes parlementaires, il est important d'en rechercher les causes véritables. Les symptômes de la peste, de la fièvre jaune, du choléra-morbus même, qui fait tant de ravages en Europe depuis quelques années, sont les mêmes que ceux qui se manifestent dans toutes les maladies : une grande prostration des forces, la fièvre, le vomissement, la colique et des éjections d'humeurs putrides. Cette prostration des forces, ce vomissement noir, cette soif ardente, ces taches pulvérulentes qui caractérisent la peste, la fièvre jaune, le choléra, proviennent des mêmes causes que les maladies aiguës de nos contrées, maladies qui effraient les populations lointaines, au sein desquelles naissent la peste, la fièvre jaune et le choléra-morbus, autant que ces cruels fléaux nous inspirent de frayeur à nous-mêmes. C'est à l'état vicié du sang que la peste et la fièvre jaune doivent leur origine. Mais, dira-t-on, la peste et la fièvre jaune sont contagieuses ; et les maladies de nos contrées ne le sont point. Cette question, si souvent controversée, devient d'une solution facile, lorsqu'on examine avec soin les effets de ces maladies; l'on voit en effet que ces maladies ne paraissent contagieuses que parce qu'elles attaquent les personnes dont les humeurs sont déjà dans un état corrompu; que parce que ces personnes sont disposées à les recevoir et que la maladie, s'infusant par l'air dans le corps, ainsi mal prédisposé, met les humeurs corrompues en fermentation. Mais ces maladies cruelles exercent-elles de tels ravages sur une constitution bonne, sur un corps bien disposé et libre d'humeurs viciées? Non! La médecine universelle végétale ne saurait donc être trop recommandée, car en nettoyant le corps, elle le défend contre ces maladies, leur action délétère ne pouvant rien. Un phénomène semblable à celui que produit la métamorphose subite qui s'opère dans l'homme attaqué de la peste ou de la fièvre jaune, serait impossible dans l'homme qui aurait des sucs purs, un sang dégagé de matières pernicieuses. On ne doit donc point s'effrayer de la peste, du choléra-morbus et de la fièvre jaune : ces trois maladies provenant de la même source et de la même cause que les maladies violentes parmi nous, elles peuvent être guéries par les mêmes moyens.

REMARQUE.

La santé du corps et de l'esprit est le plus grand bienfait que le Créateur ait donné à l'homme ; sans ce bienfait l'homme ne peut remplir le rôle auquel il est destiné ; il ne peut jouir de la vie. Chacun avoue que la condition de l'homme riche, lorsqu'il est malade, lorsqu'il est accablé sous le poids d'une infirmité quelconque, est la condition la plus triste qui soit au monde, et que cet homme riche consentirait à changer son sort contre celui de l'homme affligé de la misère la plus profonde lorsque celui-ci jouit d'un état normal. C'est que la santé de l'homme est la première condition de la vie, que sans elle il n'y a point de bien-être possible. Que ne doit-on donc pas faire pour encourager l'adoption d'un remède aussi simple et aussi efficace que la médecine végétale universelle ? Les gouvernemens eux-mêmes doivent être les premiers à propager ce remède, car non seulement ils épargneront par ce moyen des sommes immenses, mais ils auront la certitude d'avoir toujours des hommes valides dans leur armée et prêts pour le service. L'adoption d'un tel remède ne peut d'ailleurs léser que quelques personnes, ce sont celles qui vivent aujourd'hui sur la crédulité ; car la médecine végétale ferme le champ si longtemps exploité des théories et des systèmes. En l'adoptant, on ne pourra plus se faire un nom, une réputation, chacun pouvant se guérir à peu de frais. Mais parce que quelques hommes nous ont conduits dans une fausse voie, doit-il toujours en être ainsi ? Non. Et d'ailleurs l'intérêt de quelques personnes ne saurait être l'intérêt de tous.

Sujet de contestation entre les partisans de la médecine végétale universelle et les médecins.

Les médecins contestent la bonté et l'efficacité de la médecine végétale universelle, bien qu'ils admettent que dans quelques cas cette médecine prise à petite dose soit nécessaire ; ils prétendent qu'elle affaiblit l'estomac et les intestins, que le corps s'y accoutume, et qu'elle perd son effet par un usage prolongé. Ils ajoutent qu'elle enlève des substances gélatineuses et des glaires, qui suivant eux servent de tissu à nos intestins, en ce qu'elles en défendent les parois. De là, suivant leur raisonnement, de graves accidens qui entraînent souvent la mort. Ils prétendent encore que la médecine végétale affaiblit et débilite les organes, et qu'on ne peut en faire un long usage, chose nécessaire pour obtenir la guérison d'une maladie chronique.

De leur côté, les partisans de la médecine végétale universelle affirment, et ils ont pour eux l'expérience, que l'usage de ces médecines à tout âge produit les effets les plus salutaires ; que ces glaires, que ces substances gélatineuses que l'on dit protéger les parois des intestins sont des dépôts d'humeurs corrompues, des réceptacles de virus, semblables aux substances qui se coagulent sur la langue, la gorge et les poumons, lorsque le corps est dans une mauvaise condition.

Demande d'un jury composé d'hommes intègres pour juger ce débat.

Notre siècle est un siècle de progrès, tout s'y approfondit, tout y est soumis au creuset de l'analyse et de la synthèse : il n'y a donc rien de ridicule à demander un jury composé d'hommes impartiaux pour trancher une question qui intéresse à un si haut point l'humanité tout entière. N'oublions pas que l'immortel Galilée, lorsqu'il découvrit et qu'il expliqua les révolutions et les mouvemens des corps célestes, eut à endurer des traitemens cruels, et cependant par cette belle découverte Galilée répandit des nouvelles vérités dans les sciences. La découverte de la médecine végétale universelle n'est pas moins grande, car elle intéresse la santé de l'homme et son bien-être, qui sont aujourd'hui exploités par les mains de l'ignorance et du charlatanisme.

AVANTAGES

QUE PRÉSENTE L'EMPLOI DE LA MÉDECINE VÉGÉTALE
UNIVERSELLE.

1° Elle procure un sommeil profond à celui qui a des insomnies ;

2° De l'appétit qui fait trouver bons tous les mets ;

3° De la gaîté et le contentement du cœur ;

4° De l'agilité, une grande souplesse au corps et aux membres ;

4° Elle dissipe la mélancolie et les idées de suicide ;

6° Elle empêche la mort subite, les gangrènes et l'apoplexie ;

7° Elle n'occasionne aucun dérangement, le malade boit et mange quand il veut ;

8° Elle donne de la vigueur à l'esprit et à l'imagination ;

9° Elle offre une économie de 50 p. 0/0 sur les autres médecines, dans le seul espace d'une année ;

10° Elle conduit à la vieillesse ;

11° Elle corrige les difformités du corps ;

12° Elle donne à celui qui en fait usage la conviction qu'il a pris le plus court et le meilleur moyen pour arriver à la santé.

DÉSAVANTAGE

DE LA MÉDECINE VÉGÉTALE UNIVERSELLE.

Le seul qui existe est la courte ré_ gnance qu'on éprouve en se couchant pour avaler 12 ou 15 pilules, encore cette répugnance diminue-t-elle de jour en jour, à mesure que la santé s'améliore.

CONVERSATION

ENTRE UN MALADE GUÉRI PAR LA MÉDECINE VÉGÉTALE

ET L'AUTEUR DE L'OUVRAGE PUBLIÉ SOUS LE TITRE
D'AVIS IMPORTANT AU PUBLIC.

DEMANDÉ. — Vous avez lu un ouvrage qui a pour titre : *Avis important au public?*

RÉPONSE.—Je l'ai lu, et la surprise que m'a causée la lecture de cet ouvrage a été si grande, que j'ai éprouvé en premier lieu une grande défiance ; que j'avais peine à croire, veux-je dire, à tout ce que contenait le volume que j'avais sous les yeux.

D. — Comment, n'ayant aucune confiance dans ce livre, vous êtes-vous hasardé à prendre la médecine qu'il vous recommandait?

R. — J'étais malade et je m'étais adressé inutilement à plusieurs médecins célèbres ; d'un autre côté, la manière dont chaque chose était présentée dans cet ouvrage me plaisait ; chaque maladie y était expliquée d'une manière rationnelle et mise à la portée de tous ; tandis que dans les livres de médecine que j'avais lus, tout me paraissait confus et incertain. Je me disais en outre que si la médecine végétale avait le caractère qu'on lui donnait, elle ne pouvait m'être nuisible, et en conséquence je la pris.

D. — Quels ont été les premiers effets des pilules?

R. — Leur action a été douce et presque insensible ; le matin de bonne heure le remède avait complétement agi , et je déjeunai avec autant d'appétit qu'à l'ordinaire.

D. — Quelle était la nature de la maladie dont vous étiez affligé?

R. — J'avais des humeurs scorbutiques , de fréquentes indigestions, une tendance à la mélancolie.

D. — Votre santé a-t-elle été long-temps à s'améliorer?

R. — Au bout de huit jours l'amélioration était déjà sensible, les humeurs scorbutiques commençaient à se détacher ; je continuai le traitement pendant six semaines sans interruption, et elles disparurent ; ma peau devint transparente et douce, ma digestion n'éprouva plus de difficultés, aucun aliment ne m'inspira de dégoût ; mon esprit était plus dispos qu'il ne l'avait été depuis long-temps, et je sentais mes membres reprendre chaque jour de la force , de l'agilité et de l'énergie.

D. — Avez-vous l'intention de continuer l'usage de cette médecine?

R.—Oui, jusqu'au moment où j'aurai recouvré la plénitude de mes forces.

D.—Vous avez dit qu'à la première lecture de cet ouvrage vous aviez trouvé des choses qui vous avaient inspiré de la défiance. Quelles sont-elles?

R. — L'opinion que j'y trouvais émise, que le corps de l'homme ne pouvait être trop purgé par la médecine universelle végétale, me paraissait exagérée ; je ne pouvais croire non plus qu'au bout de deux ou trois jours on pût éprouver une amélioration aussi grande que celle dont parlait l'auteur de cet ouvrage ; en troisième lieu je doutais que l'action de ce remède fût identique dans toutes les maladies , qu'elle ne causât aucune fatigue ; en un mot, je pensais que les évacuations abondantes provoquées par cette médecine devaient causer une grande prostration des forces; et cette idée avait tellement frappé mon esprit que je croyais la mort certaine pour quiconque ferait un long usage d'un pareil médicament. Mais l'expérience a bientôt détruit mes craintes, et aujourd'hui j'ai la plus grande confiance dans l'efficacité et la bonté de la médecine végétale universelle.

D. — Vous avez une famille nombreuse?

R. — J'ai des enfans auxquels j'ai donné à différentes fois la médecine végétale universelle, et tous s'en sont bien trouvés.

D. — Vous avez dit que votre estomac n'éprouvait plus de répugnance pour aucune nourriture, que vous buviez et que vous mangiez avec plaisir; les médecines que vous preniez avant de recourir à la médecine végétale universelle ont-elles produit sur vous les mêmes effets ?

R.—Non ; et j'attribue l'état dans lequel se trouve aujourd'hui mon estomac à la médecine universelle végétale, dont les effets ont répondu en tous points à ce que j'avais lu dans l'ouvrage qui était tombé sous mes yeux. Je dois ajouter qu'à ma première entrevue avec l'auteur, je lui ai communiqué mes craintes, et qu'aucune de ces craintes ne s'est réalisée. Je terminerai enfin en disant que le changement qui s'est opéré dans ma constitution, et dans celle de mes enfans, m'inspire la plus grande confiance dans la médecine universelle végétale, puisqu'elle m'a presque radicalement guéri dans le court espace de six semaines, tandis que le régime auquel j'ai été soumis pendant plus de deux années est resté sans effet.

DESCRIPTION

DE LA MÉDECINE VÉGÉTALE UNIVERSELLE.

La médecine végétale universelle est de trois sortes ; elle est ainsi classée :

Pillules n° 1.

Pillules n° 2.

Poudres végétales apéritives.

Ces trois variétés constituent la médecine végétale universelle.

Dans toutes les maladies chroniques, ou fièvres lentes, lorsqu'on ne peut espérer une amélioration soudaine, il faut commencer par le n° 1, et prendre de 4 à 6 pillules chaque soir, après avoir soupé légèrement. Le lendemain soir, il faut augmenter d'une pilule, toujours du n° 1, et continuer ainsi pendant 3 ou 4 soirs consécutifs ; après quoi l'on commence le n° 2, que l'on prend de la même manière par petites doses, en augmentant jusqu'à ce que l'on soit purgé d'une manière efficace. Quelques personnes sont obligées de prendre vingt et vingt-deux pillules pour que la purgation soit complète. Aucun symptôme fâcheux n'accompagne l'usage de la médecine ; on peut boire et manger selon son appétit ; si l'on est tourmenté de la soif, on peut prendre pendant le jour du vin trempé, ou simplement de l'eau ; quelquefois le n° 2 occasionne le vomissement ; mais, ainsi que nous l'avons démontré, ce vomissement ne présente aucun danger ; d'ailleurs il n'a lieu qu'au commencement du traitement, lorsque le corps est rempli d'humeurs âcres et corrompues. Il est bon que ceux

qui commencent l'usage de cette médecine prennent des
poudres végétales apéritives, ces poudres agréables disposant
et rafraîchissant le corps d'une manière tout à fait merveilleuse.

DES MALADIES AIGUES ET VIOLENTES.

Dans toutes les maladies aiguës et violentes, telles que fièvres de toutes sortes, pleurésie, inflammation, rougeole, petite vérole, apoplexie et épilepsie, évanouissement, colique,
indigestion, il faut prendre de fortes doses de la médecine
végétale universelle n° 2; les doses seront de 10 à 15 pilules
et plus, et dans le cours de quelques heures ces pilules occa-
sioneront un vomissement salutaire et des évacuations abondantes qui abattront la fièvre et procureront un grand soulagement; s'il y a du danger ou du délire, il faudra que le malade persévère dans l'emploi de la médecine, la dose devra
être répétée toutes les six heures, car c'est là le seul moyen
à employer pour que la fièvre perde de son intensité; alors
le malade retrouvera ses forces et sa santé d'une manière si
prompte qu'il en sera surpris.

POUDRES VÉGÉTALES APÉRITIVES.

Les poudres sont d'un goût agréable; leur action est insensible, elles contribuent beaucoup à rendre les pilules efficaces. On les prend le matin en se levant, dans un demi-verre
d'eau, et à toute heure de la journée. On peut les prendre
avec ou sans les pilules, et dans tous les cas elles produisent
les plus heureux effets.

Pour les enfans au-dessous de douze ans on peut donner
jusqu'à six pilules; pour les enfans de six ans, quatre pilules;
pour les enfans de huit ans, six pilules. Cette quantité est
suffisante; mais il faut l'augmenter si la médecine végétale

universelle ne produit pas encore de bons effets. Cette observation s'applique aux pilules n° 1 comme aux pilules n° 2.
Quant aux poudres apéritives, on peut en augmenter la dose
matin et soir, jusqu'à ce qu'elles opèrent avec efficacité, et
lorsqu'il y a fièvre, inflammation ou oppression, les doses de-
vront être très fortes. Ce changement n'a rien qui doive sur-
prendre, car la médecine végétale, qui convient pour opérer
l'évacuation d'une sorte d'humeur, n'agit pas avec la même
efficacité sur une autre humeur. Il faut alterner le numéro 1
avec le numéro 2, et alors la médecine végétale universelle
chasse les mauvaises humeurs de toutes les parties du corps
avec une promptitude extraordinaire ; elle ne ressemble point
au mercure et aux sels qui fatiguent l'estomac et les intestins,
elle n'agit point sur une seule partie du corps ; son action se
fait sentir à la fois sur tout le système, et on peut l'employer
en toute circonstance et en tout lieu sans le moindre danger.

SIMPLE EXPOSÉ.

Il n'y a que quelque temps que M. Morison a publié l'heureuse découverte qu'il a faite de la médecine végétale universelle, et déjà les témoignages les plus satisfaisans lui ont été donnés par le public. M. Morison avait la conviction de ce qui allait avoir lieu avant de publier le livre qui a paru sous le titre : « *Avis important au public.* » Il doit sa découverte à une maladie de trente-cinq ans, maladie dont aucun homme ne s'est rétabli avant lui. Il y a trente-trois ans, M. Morison consulta le docteur John Hunter, qui habitait Leicester-Square et qui, affligé de la même maladie, en mourut; le docteur Hunter ne pouvant se guérir lui-même, ne fut d'aucun secours à M. Morison. La médecine nouvelle sauva les jours de M. Morison, et il s'empressa de faire jouir ses concitoyens de son heureuse découverte. Comme toutes les découvertes, la médecine végétale universelle trouva un grand nombre d'ennemis ; mais bientôt ses heureux effets triomphèrent des obstacles qu'on lui suscitait.

DÉDUCTION.

Si un malade a pris pendant douze mois un remède sans interruption , et si, chaque jour , chaque semaine , chaque mois il s'opère une amélioration sensible dans sa santé; si les symptômes de la maladie, lorsqu'on a eu recours à la médecine végétale universelle, ont complétement disparu , que doit-on en conclure, sinon que cette personne pourrait prendre toute sa vie la médecine végétale universelle avec la même perspective de succès et d'amélioration pour sa santé. Si douze

individus de différens âges et de différentes constitutions ont
pris le même remède pendant un certain laps de temps, et si
tous en ont éprouvé les plus heureux effets, quelles qu'aient été
la gravité et la nature de leurs maladies, ne doit-on pas en conclure que tous les hommes éprouveraient les mêmes effets en
adoptant la médecine végétale universelle dans leurs maladies,
et que ce remède peut être appliqué à toutes les constitutions,
vu que le mécanisme et l'organisation des corps sont identi-
ques, et que cette organisation et ce mécanisme n'ont pas été
bien compris.

DES MALADIES D'INTESTINS.

Dans toutes les saisons les maladies d'intestins sont très
fréquentes : il importe de rechercher d'où elles proviennent,
comment on peut s'en préserver et comment on peut les guérir. Toutes les maladies d'intestins, quelles que soient leurs
dénominations, proviennent de la même source. Elles sont
engendrées par des humeurs âcres et corrompues auxquelles
les médecins ont cru devoir donner différens noms, selon
l'intensité du mal ou la région vers laquelle la douleur se fait
sentir. Cette classification n'est point exacte; les intestins sont,
il est vrai, divisés en parties distinctes; mais ces parties se
communiquent entre elles, et chaque partie n'a pas besoin d'un
remède séparé, comme on pourrait le supposer par la définition
que nous en donnent les médecins. Les coliques, les maux de
ventre, les inflammations, les diarrhées, la constipation, proviennent toutes de la même cause, d'humeurs stagnantes, corrompues et âcres, et bien qu'il arrive que leurs symptômes se
présentent sous des formes différentes, ces maladies peuvent
être guéries radicalement et en peu de jours par l'usage de
la médecine végétale universelle. C'est à tort que dans la
plupart de ces maladies, les médecins actuels emploient le
laudanum, des liqueurs fortement épicées; que d'autres ap-

pliquent sur la partie affectée des flanelles chaudes, car ils enferment ainsi le loup dans la bergerie, ou bien ils occasionent des accidens innombrables. Ces maladies que la Faculté a représentées comme si dangereuses et si meurtrières, n'ont besoin que d'un seul remède; elles céderont facilement à l'emploi de la médecine végétale universelle, si cette médecine est prise à très forte dose. En faisant usage de cette médecine, on peut manger toute espèce de fruits, car il n'y a rien de nuisible dans les sucs des fruits les plus acides, lorsque l'estomac et les intestins sont dans leur état normal. Mais si les intestins et l'estomac sont remplis d'humeurs, alors les acides des fruits, quels qu'ils soient, sont nuisibles à la santé et peuvent produire les accidens les plus graves. Il en est de même de tous les vins; ils sont préjudiciables quand l'estomac et les intestins sont dans une mauvaise condition, et sont très salubres quand on est en bonne santé.

DU BÉGAIEMENT.

Bien que le nom de médecine végétale universelle indique suffisamment l'efficacité et les propriétés de cette médecine, il peut se faire que plusieurs personnes, en ne voyant pas mentionner leur maladie dans celles que nous avons indiquées, s'imaginent que cette médecine n'a pas les qualités suffisantes pour guérir les maux dont elles sont affligées. Elles auraient tort, car la médecine végétale universelle s'applique à tous les maux de quelque nature qu'ils soient. Nous n'en exceptons pas même le bégaiement, maladie que les docteurs ont jusqu'à ce jour vainement essayé de guérir. La seule addition qu'il y ait à faire à la médecine végétale universelle dans ces circonstances, c'est de faire des frictions sur la gorge, le cou et les joues, et bientôt on obtient une guérison complète.

5.

DES PIEDS FROIDS.

Les médecins ont jusqu'à ce jour regardé le traitement de cette maladie comme au dessous de leur talent, et le plus grand nombre d'entre eux ont laissé à la nature seule le soin de la guérir. Il en est pourtant qui recommandent les socques articulés, les souliers fourrés pendant le jour et des bouteilles remplies d'eau chaude pendant la nuit. Ce sont là des remèdes fort innocens, mais qui rarement obtiennent le succès que l'on en espère, car ils ne peuvent rétablir la circulation du sang, circulation qui s'opère facilement par l'emploi de la médecine végétale universelle.

DES CORS AUX PIEDS ET DES OGNONS.

Au lieu d'incisions et de tous les remèdes inutiles que l'on emploie aujourd'hui pour se débarrasser de ces incommodités, il est facile d'arriver à un résultat plus satisfaisant, en les traitant de la même manière que les pieds froids; avec de la persévérance et de fortes frictions, on s'en débarrassera facilement et les pieds deviendront en peu de temps aussi ains qu'ils peuvent l'être.

DES BLESSURES, DES COUPURES ET AUTRES ACCIDENS.

Il n'y a point de remède plus efficace pour les blessures, les coupures et autres accidens du même genre, aucun ne les guérit aussi vite ni d'une manière plus complète que la médecine universelle végétale. Alors même que quelques substances étrangères sont restées dans la plaie ou dans les chairs, la médecine universelle végétale force bientôt ces substances à sortir.

DES BRULURES ET DES ÉCHAUDURES.

Ces maladies ont toujours été douloureuses, elles sont souvent fatales, et jusqu'à ce jour elles ont été fort mal traitées. La méthode actuelle consiste à appliquer sur le siége de la douleur les préparations chimiques les plus froides que l'on puisse rencontrer; mais cette méthode produit souvent de tristes résultats en ce qu'elle occasione des spasmes et des convulsions.

La simple réflexion devrait détourner la médecine de l'emploi de tels remèdes. La brûlure ne diffère de l'inflammation que par son origine; par les conséquences, elle est identique avec cette maladie. La peau et la chair étant détruites par l'action de la chaleur, le sang et les liquides sont arrêtés dans leur circulation dans cette partie et s'y accumulent; c'est ce qui se passe dans les inflammations ordinaires, qui doivent leur origine à la non circulation du sang. Ce sang, ainsi coagulé, tombe sur les parties internes et cause des spasmes et des convulsions. L'usage de la médecine végétale, prise à large dose, produit une amélioration immédiate sur la partie affectée et empêche les spasmes. Dans cette circonstance, il faut enduire la plaie d'huile ou de crême, frotter le membre de manière à faciliter la circulation, et alors il suffira de quelques jours pour rendre aux membres les plus affectés leur état normal.

DU FLUX DE SANG.

La méthode employée par la faculté médicale pour la guérison de cette maladie, a été de tout temps l'objet de grandes modifications. Les médecins ont sans cesse varié : tantôt ils ont adopté une chose et tantôt une autre. Pendant un temps l'on a cru qu'il fallait arrêter le flux de sang d'une manière aussi prompte que possible par l'usage du vin, du quina et de toutes espèces d'astringens, ainsi que par une diète bien observée. Mais comme, avec ce traitement, la plupart des malades mouraient, que d'autres languissaient des années entières, on a jugé convenable d'adopter une autre méthode, et celle-ci s'est composée d'eau de riz, d'eau d'orge, de boissons mucilagineuses et de poudres absorbantes. Cette méthode n'a pas produit de meilleurs résultats, il a fallu recourir à de nouveaux remèdes et l'on a employé, au commencement de la maladie, des purgatifs végétaux, ce qui a produit les plus heureux effets : malheureusement ces purgatifs ont été abandonnés et l'on a eu recours presque aussitôt à des toniques et à tous les médicamens qui jusqu'à ce jour ont rendu cette maladie si fatale. Nous ne mentionnerons pas le nombre des personnes qui ont été victimes de ces traitemens, il suffit de voir ce qui se passe dans l'état du malade par l'application des purgatifs végétaux et des médicamens dont nous parlons pour reconnaître quelle est la véritable route à suivre.

CONCLUSION.

Les hommes impartiaux reconnaîtront que les observations de M. Morison sont justes et fondées sur un raisonnement judicieux ; mais que les usages établis sont difficiles à renverser, surtout lorsqu'il faut les combattre chez des personnes aussi pénétrées de ces préjugés que le sont les médecins. Il n'y aura donc qu'un petit nombre de malades, qui, après avoir essayé inutilement les remèdes de la Faculté, seront convaincus de la réalité et de la vérité du système de M. Morison, et adopteront l'usage de la médecine végétale universelle. Le temps a déjà justifié les espérances de M. Morison, il y a donc tout lieu de croire que la vérité se fera jour, et que son éclat dissipera les ténèbres dans lesquelles le monde est encore plongé.

LETTRE

DU DOCTEUR JAMES HAMILTON,

MÉDECIN DE LA FACULTÉ D'ÉDINBOURG.

Je terminerai en mettant ici sous les yeux de mes lecteurs une lettre du docteur James Hamilton, d'Edinbourg. Le savant docteur a publié un ouvrage remarquable sous le titre de « *Utilité des Purgatifs* », et dans cet ouvrage il combat les doctrines émises et suivies par ses confrères dans un assez grand nombre de maladies, entre autres dans les maladies des yeux; lui-même déclare que la meilleure des théories est celle que nous donnent l'observation et le simple bon sens; et reconnaît enfin que la médecine végétale universelle est le traitement le plus convenable que l'on doive employer dans les fièvres typhoïdes, scarlatines, malignes; dans les maux de gorge, le marasme, la chlorose, le crachement de sang, les attaques de nerfs, le tétanos, le choléra et les convulsions. La médecine végétale universelle, dit-il, a été adoptée par lui dans plusieurs circonstances où d'abord il avait employé sans succès les fébrifuges, les excitans, les antispasmodiques et les opiats, et elle a produit les plus heureux effets. Ainsi l'un des plus grands noms dont s'honore la science médicale reconnaît l'insuffisance et l'inefficacité des moyens ordinaires auxquels on a recours aujourd'hui pour guérir les maladies, et fait l'aveu que la médecine végétale universelle a guéri des maladies que n'auraient su guérir les autres remèdes. Cette précieuse découverte ne pouvait obtenir un plus beau triomphe. Voici la lettre dont nous parlons :

Édinbourg , ... octobre...

« Une jeune femme d'une constitution délicate, et qui éprouvait de graves dérangemens dans sa santé, fut saisie d'une toux aiguë violente , qui était accompagnée d'une douleur très vive à la poitrine ; les pulsations du pouls étaient très violentes, et la malade éprouvait une chaleur ardente au visage. Pour apaiser la toux, dont les symptômes inspiraient des craintes très vives, on eut recours à des saignées répétées, et l'on appliqua sur la poitrine un séton ; en même temps la malade fut soumise à une diète très sévère, et on lui donna du laudanum pour lui procurer du repos. Ces moyens n'eurent aucun succès ; dans le cours de la maladie l'on avait essayé les médecines purgatives afin de dégager les intestins, la malade étant fatiguée par une constipation continuelle. Ces purgatifs n'ayant pas produit tout l'effet qu'on en attendait, les médecins qui soignaient la malade, de concert avec moi, résolurent d'employer dans cette circonstance des purgatifs plus actifs que ceux dont nous nous étions servis déjà ; nous obtînmes, non sans peine, le résultat que nous nous étions proposé ; l'apparence et l'odeur des matières fécales nous indiquèrent tout d'abord leur état morbide ; nous reconnûmes en outre que l'accumulation des humeurs avait été considérable, et que c'était là la cause unique du mal dont se plaignait la malade ; en effet, la cessation du rhume, les progrès de la convalescence marchèrent de concert avec les évacuations, et plus ces évacuations étaient abondantes, plus la santé de la malade s'améliorait. Enfin notre malade fut si contente du régime auquel nous l'avions soumise, qu'elle voulut suivre un traitement complet de médecines purgatives, afin de déterminer une guérison radicale.

» Mais quatre mois après, la malade éprouva une rechute; cette attaque différait de la première; le siége de la douleur était situé dans la partie inférieure du sternum; le plus léger exercice aggravait le mal; une grande langueur, une faiblesse intense accompagnaient ces symptômes; la malade perdait chaque jour de son appétit, ses nuits étaient sans sommeil, et ses joues se couvraient tour à tour d'une pâleur et d'une rougeur extrêmes; la malade n'avait point de toux, et lorsqu'elle était assise ou couchée, elle éprouvait une grande difficulté pour respirer.

» A la première attaque, la douleur fut si vive, que nous craignîmes une suffocation instantanée, la saignée fut jugée nécessaire; mais après l'avoir répétée plusieurs fois, la malade n'éprouva aucun soulagement. L'application des sangsues parut un instant amortir la douleur, et nous prescrivîmes une diète sévère. Le docteur qui visitait la malade avec moi, fut satisfait de l'apparence des évacuations alvines; et nous fiant au dire de notre jeune malade, nous crûmes que le ventre se trouvait libre, et que les selles s'effectuaient chaque jour avec facilité.

» Désappointés dans l'espoir que nous avions conçu d'un prompt rétablissement, nous éprouvâmes bientôt des craintes sérieuses, car nous crûmes à l'existence d'une phthisie prochaine. Nous ne dissimulâmes point nos craintes aux amis de la malade, qui aussitôt appelèrent un troisième médecin.

» Nous nous consultâmes, et notre avis fut que la maladie pouvait avoir sa source dans une irritation nerveuse. En conséquence, l'exercice en plein air, une diète plus complète et une poudre tonique furent prescrits à la malade. L'impossibilité dans laquelle se trouva la jeune fille de supporter la plus légère fatigue, l'absence totale de l'appétit, l'empêchèrent de suivre notre ordonnance; et les toniques, par suite du dégoût qu'ils inspiraient à la malade, ne furent d'aucun usage. Alors notre attention se porta sur une matière abondante et fluide dont l'odeur était repoussante. Le traitement que nous avions ordonné en premier lieu et dont nous avions obtenu de si heureux résultats, nous traça aussitôt la ligne de conduite que nous avions à suivre; les médecines purgatives convenablement appliquées amenèrent des évacuations abondantes; la douleur s'abattit immédiatement, et après huit ou dix jours de traitement il n'y eut plus une seule trace de la maladie, et notre jeune malade recouvra son état normal. »

Cette maladie eût été promptement guérie, et l'on eût évité une rechute, si, dès le principe, l'évacuation eût été opérée d'une manière convenable; car il n'est pas douteux que les médecines purgatives employées dans cette circonstance n'avaient point une action assez puissante, et qu'on n'en avait point fait usage assez long-temps. Nous voyons néanmoins que, bien que la malade eût éprouvé divers symptômes, tous ces symptômes furent écartés à l'aide des purgatifs. Cet exemple de guérison, qui nous est donné par un homme aussi distingué que le docteur Hamilton, confirme donc ce que nous avons dit : savoir que l'évacuation des humeurs est le seul moyen d'avoir de la santé et de chasser le mal quand il nous arrive.

Avant de terminer, citons un nouveau passage du livre du savant docteur :

« On a dû remarquer, dit-il, que les effets de la médecine purgative sont salutaires dans des maladies différentes en apparence. Les avantages qu'on retire des purgatifs ne sauraient être contestés; mais nous n'entrerons point dans de plus longs détails sur ce sujet; il nous suffira d'avoir attiré l'attention

du public sur l'utilité des purgatifs et l'usage qu'il en doit faire,
pour que bientôt, en généralisant les faits, on puisse établir
un système à la fois clair et intelligible, et qu'on en déduise
des préceptes pratiques simples et précis. Lorsque ce système
sera formé, les raisonnemens captieux, quelque ingénieux
qu'ils puissent être, seront bannis des écoles de médecine, et
l'art de guérir sera délivré pour toujours des médicamens qui
exercent de si affreux ravages sur notre espèce. »

COMPTE RENDU

DE

LA DOCTRINE DE J. MORISON,

PRÉSIDENT DU COLLÉGE DE SANTÉ DE LONDRES;

PAR UN DOCTEUR - MÉDECIN

DE LA FACULTÉ DE PARIS,

MEMBRE DE PLUSIEURS SOCIÉTÉS SAVANTES.

Il y a déjà quelques années, M. Morison fit paraître en Angleterre l'opuscule si ingénieux que nous venons de parcourir. Disons-le tout de suite, la théorie médicale qu'il émet est pour nous de la dernière évidence. Depuis déjà long-temps nous avions également avancé que la source de nos maladies existait dans le sang, que les humeurs et les matériaux des différentes secrétions qu'on y trouve pouvaient donner lieu à la plupart des maladies. Mais les idées que nous avions soutenues ne trouvèrent alors pas beaucoup de partisans. Livrées à un solidisme exclusif et à une anatomie pathologique qui ne pouvait rien apprendre, les écoles ne voyaient alors qu'un pur être de raison décoré pompeusement du mot vide d'inflammation; l'on s'inquiétait peu qui pouvait la produire, qui pouvait la guérir.

Enfin la vérité s'est fait jour, et aujourd'hui dans les écoles l'on professe que les maladies proviennent de l'altération du sang et des autres humeurs qui circulent dans le sang. On pose aujourd'hui dans les facultés cet aphorisme : *Le sang charrie, sans nul doute, un principe producteur des maladies*.

Ce principe ne peut donc être qu'une humeur qui altère la qualité du sang, y séjourne, s'y putréfie ; et le sang, en passant rapidement à travers les vaisseaux, se charge d'une partie ou de la totalité de cette humeur et va porter une atteinte grave à l'organisation.

M. Magendie, dans ses Leçons de physiologie, que l'on peut appeler à bon droit leçons de physiologie pathologique, n'a-t-il pas prouvé d'une manière incontestable que les altérations du sang pouvaient donner lieu à tous les désordres pathologiques? A l'aide du microscope, devenu un instrument précieux d'analyse, n'a-t-on pas découvert du pus dans le sang et dans une des cavités même du cœur? Sans vouloir ici rechercher, comme ont voulu le faire plusieurs pathologistes, comment ce pus peut s'être formé, constatons seulement ce fait irrécusable, et disons que ce pus ainsi formé peut donner lieu aux maladies les plus graves.

M. Morison a donc eu raison de dire dans son ouvrage que toutes les maladies provenaient de l'altération des humeurs. C'est encore avec raison que M. Morison dit que le sang pur, en circulant librement dans toutes les parties du corps, est semblable au ruisseau limpide qui donne la fertilité aux champs et aux prairies arrosés par ses eaux. Ingénieuse comparaison, qui veut dire que lorsque le sang est exempt de toutes les humeurs qui peuvent l'altérer, il donne au corps plus de souplesse et d'agilité, à l'intelligence plus de développement.

La maladie commence lorsque la circulation est embarrassée, et lorsque, par la présence d'humeurs âcres et viciées, les vaisseaux sont obstrués et le sang ne peut parvenir jusqu'à l'extrémité des capillaires. En lisant ce passage du livre de M. Morison, nous avons été frappé des vues de l'esprit de l'honorable président du collége de santé de Londres, vues que l'on ne saurait aujourd'hui mettre en doute, puisqu'une de nos célébrités médicales, M. Magendie, a prouvé par des faits irrécusables que certaines substances injectées dans le sang arrêtent son cours et portent un obstacle à sa libre circulation dans les vaisseaux capillaires. Ces altérations artificielles du sang donnent lieu à diverses maladies. Mais ce n'était pas tout de résoudre le problème si compliqué de la cause des maladies, et rien n'était fait, si un second problème n'était pas résolu, savoir : une maladie étant donnée, quel traitement faut-il employer pour la guérir? Cette question si simple à son premier abord, a été résolue victorieusement par M. Morison, et pour arriver à sa solution, il s'est posé cette question : Si toutes les maladies proviennent de l'altération du sang et des autres humeurs qui circulent dans le sang, le meilleur traitement à employer est sans contredit l'usage des purgatifs. Mettant en pratique sa théorie, de nombreux faits de guérison de maladies réputées jusque-là incurables sont venus attester la vérité de sa doctrine, et le médicament qu'il propose, tiré du règne végétal, est le purgatif le plus salutaire.

Mais, dira-t-on, avant M. Morison plusieurs sectes médicales avaient basé leur pratique sur l'administration des purgatifs. Nous le savons parfaitement bien; mais ce que les anciens n'avaient pas découvert, 1° c'est un médicament qui jouit d'une aussi grande propriété que celui de M. Morison; 2° c'est que les anciens n'avaient pas formulé une loi pour l'application de ces sortes de médicamens comme M. Morison. Ainsi l'honorable président du collége de santé de Londres pose en formule que dans les maladies graves, il faut donner les purgatifs répétés coup sur coup, c'est-à-dire qu'il faut prendre un purgatif tous les jours, et quelquefois deux fois par jour. A cet effet il prescrit deux sortes de pilules qu'il nomme pilules n° 1 et pilules n° 2.

Les pilules n° 1 purgent plus doucement que les pilules n° 2, elles agissent particulièrement sur les humeurs de nature bi-

lieuse; le n° 2 purge plus fortement que le n° 1 et agit particulièrement sur les humeurs âcres et corrompues qui peuvent adhé-
rer aux parois des vaisseaux, aux fibres musculaires aux nerfs.
M. Morison a décoré son remède du titre de MÉDECINE VÉGÉ-
TALE UNIVERSELLE ; ce titre qui, lorsque l'on ne réfléchit
pas, paraît on ne peut plus ambitieux, est basé sur la notion la
plus exacte de la cause des maladies et de leur traitement.
Nous nous réservons d'en donner une explication qui, je n'en
doute pas, portera une entière conviction dans l'esprit du lecteur, étonné peut-être de ce qu'un seul remède puisse guérir
toutes les maladies. Nous sommes parfaitement de l'avis de
M. Morison, nous croyons fermement que cette grande méthode thérapeutique des purgatifs peut être largement appli-
quée, et que l'on en retire les plus grands succès dans le traitement de la pluralité des maladies. Il n'est pas douteux un
seul instant pour nous que dans les maladies chroniques les
purgatifs guérissent ; dans la gastrite chronique par exemple,
maladie si terrible qu'elle ne donne aucun repos à la personne
qui en est atteinte, qui la plonge dans un ennui qui la rend
maussade, insupportable à tous et à elle-même, qui la jette
en un mot dans une hypocondrie difficile à décrire, et qui lui
fait concevoir quelquefois des idées funestes de suicide ; dans
ces maladies où le plus souvent une constipation opiniâtre
existe, constipation qui, selon nous, produit la plupart
du temps la position que nous venons de signaler. Nous
ne doutons pas un seul instant que les purgatifs sont les
meilleurs moyens pour parvenir à se rendre maître de ces
maladies. Entre plusieurs observations qu'il serait trop long
de rapporter ici, nous ne pouvons nous refuser à relater ici la suivante qui s'est passée sous nos yeux, elle
prouve jusqu'à la dernière évidence les ressources immenses
que l'on peut tirer en thérapeutique de l'emploi du remède
de Morison.

M. Laverde, riche négociant de Bogota, vint à Paris l'année dernière pour y faire traiter une santé long-temps délabrée. Il se confia aux soins éclairés de M. Biet, médecin de l'hôpital Saint-Louis, dont la réputation est bien connue à Paris. Outre des douleurs assez vives dans la région du foie, M. Laverde était attaqué d'une gastrite chronique, dont les symptômes que nous avons décrits ci-dessus étaient portés jusqu'à l'exaspération. C'est en vain que M. Biet avait employé chez ce malade le traitement le plus rationnel, aucun soulagement ne s'ensuivait, et M. Laverde était menacé de revenir à Bogota malade comme il en était parti, lorsqu'on lui conseilla l'usage des pilules de Morison. L'avis fut suivi et le traitement commença dès lors.

L'efficacité du remède de M. Morison ne se fit pas attendre. Sans doute M. Laverde ne fut pas immédiatement guéri de sa cruelle maladie; mais chaque fois qu'il prenait une dose de pilules, il était délivré pour au moins quelques jours de phénomènes qui l'entretenaient dans une tristesse profonde. Il se croyait même alors tout à fait guéri, parce que ses douleurs cessaient, sa digestion se faisait beaucoup mieux. Aussi l'expression de sa physionomie se ressentait-elle d'un changement aussi subit, et son visage, où se peignaient ordinairement les douleurs de sa maladie, reprenait bientôt un air plus riant. Cet état, dis-je, ne durait que quelques jours, parce que M. Laverde ne continuait pas l'usage des pilules de Morison qu'on lui avait prescrites; mais chaque fois qu'il en reprenait il éprouvait toujours l'amélioration que j'ai signalée ci-dessus. Convaincu enfin que c'était à l'usage des pilules de Morison qu'il devait le changement en mieux qui s'opérait, M. Laverde se décida à se soumettre au traitement le plus rigoureux tel que M. Morison le prescrit, lequel, sans cesse, lui procurait de salutaires effets.

M. Laverde, pressé par des affaires importantes, a été obligé de repartir pour Bogota ; mais je ne doute point qu'il soit aujourd'hui guéri.

Que s'est-il donc passé dans ce fait ? L'explication en est facile à démontrer.

M. Magendie a prouvé, par des expériences positives, comme je l'ai déja dit, que le sang ne parvenant pas librement jusqu'à l'extrémité des vaisseaux capillaires, pouvait donner lieu à différentes maladies, surtout aux organes qui en étaient abondamment pourvus ; or, l'estomac se trouve dans ce cas, et pour nous la gastrite chronique est produite par une altération évidente du sang.

La médecine de M. Morison, en pénétrant dans l'estomac, a été digérée, absorbée, portée dans le torrent de la circulation, en a chassé le principe morbifique qui l'altérait, et le principe apporté par une dérivation favorable sur le gros intestin en a été promptement expulsé. Ce principe n'existant plus dans le sang, les améliorations qu'a éprouvées M. Laverde ont dû nécessairement avoir lieu, et l'usage des pilules de Morison n'étant pas journalier, il est probable que le principe morbifique se formait de nouveau et reproduisait de nouveaux symptômes de la gastrite. Et il n'est pas douteux que M. Laverde, en faisant un usage presque journalier des pilules, a régénéré pour ainsi dire la masse des liquides qui entrent dans la composition du corps, et a détruit entièrement la cause de sa maladie.

Témoin d'une observation aussi remarquable et de quelques autres que nous rapporterons plus bas, nous n'avons pas hésité un seul instant à adopter la doctrine de M. Morison, et à devenir un de ses plus ardens apôtres. Aussi, quoique la bile de M. Morison s'épanche un peu trop vivement sur nous autres médecins, je n'ai point hésité, malgré sa colère, à rendre justice à sa méthode thérapeutique. C'est qu'un médecin instruit et au courant de tout ce qui est relatif à sa profession, doit sans cesse tenir son observation éveillée et mettre en pratique ce qu'il juge le plus convenable pour guérir promptement les maladies. Or, la méthode de M. Morison m'a paru la plus propre à se rendre maître des maladies, surtout de celles dites chroniques, et je l'ai adoptée.

L'on a vu, dans le courant de l'ouvrage de M. Morison, qu'il prescrit aux malades toute espèce d'alimens; mais, dit-il, il faut en user modérément. Son principe d'hygiène est en effet le meilleur. Nous avons toujours combattu le point de doctrine qui ordonne dans les maladies une diète excessive. Cette privation absolue d'alimens a produit un grand nombre de victimes, et je ne doute pas que chez certains individus des délires, des anemies, des apoplexies même étaient produites par une diète trop rigoureuse.

Entre autres faits rapportés par un de nos plus célèbres pathologistes, M. Andral, qui n'est pas plus que nous partisan d'une diète excessive, il raconte qu'un ancien militaire était attaqué de symptômes de congestion cérébrale et même d'apoplexie. Tous les remèdes appliqués dans ces cas avaient été employés, les saignées surtout et la privation d'alimens pour éviter trop d'excitation à l'estomac. Malgré toutes ces précautions les symptômes d'apoplexie ne diminuaient point et le malade traînait une vie languissante, lorsque M. Andral fut consulté. Ce médecin pensa que chez ce malade le sang n'étant pas assez riche, pouvait bien produire les accidens qu'il avait observés en réagissant sur le système nerveux. Pour M. Andral, le régime que l'on faisait suivre à ce vieux militaire devait être nécessairement changé, et le laitage, les légumes cuits à l'eau, etc., remplacés par des alimens plus nutritifs; mais ce n'était que par gradation que ce régime devait subir un changement, et l'on administra d'abord au malade du bouillon gras par petite cuilerée, dont on augmentait chaque jour la dose; insensiblement on amena le malade à une nourriture substantielle, et tous les phénomènes cessèrent bientôt. Des

6.

observations publiées par d'autres médecins viennent confir-
mer, d'une manière positive, ce que nous venons d'avancer.

L'on sera sans doute étonné que M. Morison ne prescrive
pas la saignée : M. Morison est persuadé qu'elle est plutôt funeste qu'utile dans le traitement de. maladies.

Ce n'est pas, dit-il, en tirant du sang aux malades que l'on
parviendra à les guérir. Ce n'est pas directement sur le sang
que vous devez agir : c'est sur les humeurs qui peuvent l'altérer et qui produisent les maladies ; la saignée ne peut jamais
parvenir à les enlever. Dans ces cas-là, les purgatifs seuls
jouissent de cette propriété. En effet, ces médicamens et surtout la médecine de M. Morison agissent sur toutes les humeurs à la fois, les fluidifient et les purifient de tout ce qu'elles pourraient contenir d'impur.

Aux purgatifs, M. Morison joint dans le traitement des maladies les frictions sèches et aromatiques, les bains chauds ,
les bains russes, le massage du corps, la promenade modé-
rée lorsque le malade peut s'y livrer et une nourriture substantielle.

La médecine de M. Morison est composée de végétaux qui
associés et combinés ensemble ont la propriété de dépurer le
sang et les humeurs qui entrent dans la composition du corps
humain.

Quant aux purgatifs minéraux, les sels de mercure surtout,
M. Morison les rejette et les considère comme portant une
atteinte grave à la santé de l'homme. Si les sels de mercure,
dit-il, sont des poisons violens à certaines doses, il n'est pas
moins vrai qu'à des doses minimes ils doivent agir en corro-
dant lentement les tissus.

M. Morison n'est pas davantage partisan des narcotiques
qu'il regarde comme arrêtant la circulation et empêchant les
organes de remplir leurs fonctions au lieu de les rétablir.

Dans un simple compte-rendu d'une doctrine médicale, le
lecteur pensera qu'il nous est impossible d'entrer dans les dé-

tails les plus minutieux ; mais nous ne terminerons cependant pas sans relater ici des observations qui nous sont propres et qui se sont passées sous nos yeux.

PREMIÈRE OBSERVATION.

M. Artoul, rue des frères, n° , était atteint depuis long-temps d'une dartre rongeante à la jambe gauche. Cette dartre faisait journellement des progrès, son aspect était hideux, des croûtes affreuses la couvraient, une sanie dégoûtante en découlait avec abondance. — Déjà cette maladie envahissait la cuisse. Les médicamens usités contre ces sortes de maladies avaient échoué, d'habiles médecins avaient donné des soins au malade : la dartre, au lieu de diminuer, ne faisait que prendre de l'accroissement.

C'est ainsi que M. Artoul se présenta à ma consultation. Je lui conseillai les pilules de M. Morison, qu'il prit immédiatement. Chaque jour il en prenait une nouvelle dose, et, de temps en temps, se présentait chez moi. Chaque fois j'observais un progrès vers la guérison : la sanie devenait plus abondante, la plaie se circonscrivait, les chairs devenaient plus vermeilles ; enfin, après un usage continu pendant trois mois, le malheureux Artoul fut rendu à la santé et à ses occupations.

La dartre avait disparu.

DEUXIÈME OBSERVATION.

M. Noé, marchand chapelier, à Coulommiers, département de Seine-et-Marne, fut atteint, il y a douze ans, de plusieurs dartres rongeantes. L'une était située sur la partie inférieure de la cuisse et supérieure de la jambe, envahissant toute l'articulation du genou ; l'autre était située sur l'épaule et envahissait toute sa ceinture; la troisième, enfin, avait son siége sur la chute des reins. L'aspect de ces trois dartres était repoussant.

M. Noé se présenta dans cet état à ma consultation.

Un pus abondant et de mauvaise nature découlait de ces trois dartres, qui menaçaient de se rejoindre ensemble et de ne faire plus qu'une horrible plaie. Chez le malade, les digestions étaient difficiles, la langue était jaune et pâteuse, il y avait perte d'appétit; la nuit, le malade ne pouvait goûter aucun repos.

J'appris de M. Noé que depuis douze ans que les dartres s'étaient déclarées, il avait passé par tous les traitemens possibles; que de tous les médecins qu'il avait consultés, et ils étaient nombreux, aucun n'avait pu le guérir; que, tout au contraire, le mal ne faisait qu'augmenter de jour en jour. «Je viens me mettre entre vos mains, ajouta-t-il; les succès que vous avez obtenus avec les pilules de Morison me donnent encore l'espoir que vous apporterez du soulagement à mes maux.» — Je rassurai M. Noé, et je le fis entrer de suite en traitement.

Chaque jour M. Noé fait usage de pilules de Morison en en augmentant la dose par degré, et chaque jour des progrès rapides et vraiment étonnans se font remarquer. La guérison de ses dartres est aujourd'hui presque complète.

M. Noé vient régulièrement tous les mois ou toutes les six semaines à Paris; à chaque voyage, il se présente à ma consultation. Grand Dieu! quelle différence depuis deux mois environ, quel contraste frappant entre le mal d'hier et celui d'aujourd'hui. Les dartres du genou et de la chute des reins sont entièrement disparues; chaque jour, celle de l'épaule se circonscrit. Quelques croûtes qui tomberont bientôt la couvrent encore. Il n'y a plus de suppuration repoussante; l'appétit et le sommeil sont parfaitement revenus. M. Noé a repris ses occupations.

TROISIÈME OBSERVATION.

Mme Prudence, fruitière, rue du Faubourg-Saint-Martin, n. 84, souffrait depuis long-temps de glandes au sein et sous les aisselles; les douleurs lancinantes qu'elle éprouvait lui ôtaient tout repos. Les glandes revêtaient de plus en plus le caractère de cancer, et il est probable que plus tard il aurait fallu les extirper avec le bistouri, lorsqu'elle vint à ma consultation.

Je la mis à l'usage continuel des pilules Morison, dont la dose fut augmentée tous les jours.

Toutes les humeurs qui s'étaient portées sur le sein et sur les glandes, et avaient engendré la maladie, ont été évacuées par des selles copieuses; et aujourd'hui Mme Prudence est délivrée de son redoutable ennemi.

Je saisis donc l'occasion de cette observation pour donner avis aux femmes qui sont atteintes soit de cancer au sein, au nez, à la matrice, etc., que cette maladie n'est engendrée que par les mauvaises humeurs qui séjournent dans tel ou tel lieu et qui s'y corrompent. Il n'en serait pas ainsi si l'on faisait un usage plus habituel des pilules Morison qui, en Angleterre, ont obtenu de si beaux succès dans le traitement de ces maladies.

QUATRIÈME OBSERVATION.

M. Pouchard, musicien, rue de la Mortellerie, 98, était atteint depuis long-temps d'une goutte sereine (amaurose); il avait épuisé toutes les ressources médicales usitées en pareil cas, rien ne l'avait guéri. Après un usage prolongé des pilules Morison, il a parfaitement recouvré la faculté de voir.

CINQUIÈME OBSERVATION.

Un enfant de M. Feuillet, rue de la Grande-Friperie, âgé
de trois ans, était dans un marasme complet et porteur d'un
exostose rachitique. L'enfant était continuellement au lit et
ne pouvait se soutenir sur ses jambes ; des médecins appelés
pour lui donner des soins avaient déclaré aux parens que
l'enfant ne vivrait pas. C'est précisément cette sentence qui
l'a sauvé, car le père s'étant décidé à suivre mes conseils et à
e soumettre à l'usage des pilules de Morison, a eu la joie
inexprimable de voir son enfant rendu à la santé.

SIXIÈME OBSERVATION.

On sait qu'il arrive quelquefois , après une inflammation
violente de la pulpe du cerveau, terminée par un retour à la
santé, que la personne qui en est attaquée conserve une pa-
ralysie du bras ou d'un des membres inférieurs. Voici une
observation que l'on m'a signalée du département de l'Oise ,
qui prouve que les pilules de Morison peuvent rendre de
grands services aux personnes qui se trouvent dans cet état.

Une jeune personne de Breteuil, infirme depuis six ans par
suite d'une fièvre cérébrale, ne pouvait remuer les mains ni
l'une de ses jambes. Quelqu'un, qui lui-même a éprouvé d'excellens effets des pilules de Morison, conseille à la jeune fille
de les prendre. Cette fille suit le conseil, et aujourd'hui elle
remue parfaitement les deux mains. La jambe elle-même
éprouve des sensations qui font espérer aux parens que leur
jeune fille recouvrera parfaitement l'usage de tous ses membres.

SEPTIÈME OBSERVATION.

Un ecclésiastique du Mas, département de Lot-et-Garonne, était atteint depuis nombre d'années d'hémorroïdes qui le faisaient horriblement souffrir. Outre cette affection si gênante, il était porteur, derrière les oreilles et au visage, de dartres qui rendaient un pus âcre et sanieux. Ces deux affections privaient depuis long-temps cet ecclésiastique de remplir les devoirs de son ministère, parce qu'il était privé de se rendre à l'église.

Quelqu'un lui conseilla les pilules de Morison. L'usage continuel de ce médicament lui rendit la santé ; aujourd'hui il peut vaquer à ses occupations et dire sa messe.

HUITIÈME OBSERVATION.

Une observation qui s'est passée presque sous mes yeux, dans un voyage que je fis l'automne dernier dans le département de l'Oise, doit, par son importance, trouver nécessairement sa place ici.

Dans un village des environs de Montdidier, département de la Somme, un enfant était monté sur un arbre assez élevé pour y cueillir des fruits ; une des branches sur laquelle il était appuyé, plie, se rompt, et l'enfant n'ayant aucun autre point d'appui, fait une chute si grave, qu'il perd immédiatement connaissance par suite d'une violente commotion au cerveau. L'enfant est transporté chez ses parens ; deux médecins sont appelés, et ils déclarent que la chute a été si grave, que l'on ne doit plus compter sur l'existence de l'enfant.

M. ***, Polonais de nation, qui connaissait l'efficacité si remarquable des pilules de Morison, désespéré du pronostic porté par les médecins, engagea les parens à donner à l'enfant par cuillerées et de temps en temps une forte dose de pilules Morison dissoutes dans de l'eau. Les parens consentirent, non sans peine, à ce qu'on leur proposait. La première dose n'opéra d'abord aucun effet; mais l'ayant augmentée, une évacuation extraordinaire par le haut et par le bas eut lieu. Tous les fruits que l'enfant avait mangés furent rendus avec une grande quantité de matières de vomissement et de matières fécales contenant beaucoup de vers. L'enfant reprit peu à peu connaissance et fut soulagé. Informés par la voix publique que cet enfant vivait encore, les deux médecins qui s'étaient rendus auprès du malade, étonnés que leur pronostic fût mis ainsi en défaut, se rendirent près de l'enfant et le visitèrent de nouveau. «Il y a en effet un mieux bien prononcé, dirent-ils aux parens; mais ce mieux est momentané; ne comptez pas du tout sur le rétablissement de cet enfant. »

Cependant l'usage des pilules fut continué, et l'enfant jouait avec ses camarades quelques jours après l'événement.

Comment expliquer ce fait? Il est facile pour nous de le faire, nous qui sommes habitué à voir l'action puissante du médicament de M. Morison.

Tous liquides, et principalement le sang, dans une commotion au cerveau, ralentissent leur cours et sont pour ainsi dire arrêtés. Le cerveau ne recevant presque plus de liquides, ses fonctions se sont trouvées presque abolies, ainsi que celles du système nerveux qui a également réagi sur le principe de la vie.

Pour donner aux liquides une nouvelle impulsion, il fallait donc une puissance. Cette puissance s'est trouvée dans la médecine de M. Morison, qui, imprimant aux humeurs un nouveau mouvement, les dépouille de tout ce qui les arrêtait dans leur cours; et, soutenues par le principe dont nous avons parlé, elles sont allées de nouveau porter la vie à tous les organes.

NEUVIÈME OBSERVATION.

Madame Pibis, bar ière de Courcelles, dont la guérison inattendue fait l'admiration de ce quartier, souffrait de coliques horribles depuis environ trois ans ; elle ne pouvait marcher, ne se levait point et attendait patiemment la mort que les médecins avaient prédite. Une cuillerée à café d'eau sucrée suffisait pour développer et porter jusqu'à l'exaspération ses coliques. Depuis un an, elle ne mangeait qu'un peu de sucre, son corps était presque un cadavre. Une personne, qui elle-même avait été guérie d'une maladie grave par les pilules de Morison, conseille à la malade l'usage des pilules et des poudres. Madame Pibis se décide à les prendre, malgré la défense expresse que lui ont faite ses médecins de se purger. Elle se trouve bien des premières doses ; elle continue ; son état s'améliore de jour en jour ; elle se lève et vaque à ses occupations. Depuis trois ans, elle n'avait pas quitté le lit.

DIXIÈME OBSERVATION.

Victoire Prevost, âgée de 31 ans, demeurant à Catenoy, département de l'Oise, était malade depuis 14 ans environ ; maladie attribuée à un lait répandu (l'on sait combien les femmes sont sujettes à ces sortes d'affections).

Chez elle l'estomac était principalement malade ; il y avait, comme on le dit, gastrite chronique, et tous les symptômes de cette maladie accompagnaient nécessairement cette affection ; tels que douleurs vives dans le creux de l'estomac, s'irradiant dans tout le ventre, digestions difficiles, sommeil presquel nul, etc.

Outre cela, la malade éprouvait une douleur vive à la jambe droite. Depuis environ dix ans Victoire Prevost avait été soumise à un traitement rigoureux ; mais ce traitement, tout rationnel qu'il pouvait être, n'avait apporté aucune amélioration à sa maladie. L'administration de plusieurs boîtes de pilules de Morison, n° 1 et 2, ont rendu la malade à la santé et à ses occupations.

ONZIÈME OBSERVATION.

M. Joseph Collier, fils d'un cultivateur de Catenoy (Oise), malade depuis cinq mois, a été guéri par l'usage du remède de Morison. Ce jeune homme, âgé de 21 ans, était d'une faiblesse si excessive qu'à peine il pouvait se livrer à la promenade. Son sommeil était nul et chacun pensait déjà que ce malade était attaqué de consomption, lorsque l'usage continué du remède de Morison lui a rendu le sommeil, les forces et la santé.

DOUZIÈME OBSERVATION.

Maxi Prakin, âgé de 50 ans, cultivateur à Nointel (Oise), a été guéri d'un rhumatisme chronique fixé dans les articulations des membres et sur les muscles du cou. Lorsque cet homme voulait tourner la tête, tout le corps était obligé de la suivre. L'usage continué des pilules l'a entièrement délivré de son rhumatisme et de l'état que nous signalons.

Nous pourrions ici multiplier les observations de guérison de maladies opérées par le remède de Morison depuis son introduction en France; mais une telle prolixité deviendrait fastidieuse pour nos lecteurs, et il serait réellement trop long de les relater ici. Nous les prions seulement de s'informer auprès des personnes qui ont fait usage des pilules et poudres végétales de Morison, et toutes viendront attester leur efficacité remarquable.

Nous ne terminerons pas l'analyse de la doctrine médicale

de M. Morison sans donner une explication du titre dont il a décoré son remède : *Médecine végétale universelle de Morison,* explication que nous avons promise plus haut et que nous sommes actuellement à même de donner.

Nous savons d'avance que beaucoup de personnes se sont étonnées de ce qu'un remède soit intitulé remède universel. A ce titre elles ont jeté les hauts cris et ont dit : « Comment ! vous voulez me faire croire qu'un seul remède peut guérir toutes les maladies ! C'est ramener la science à une expression trop simple, c'est se moquer de nous. »

M. Morison parle sérieusement et ne se joue pas ainsi de l'humanité à laquelle il a rendu et rend journellement tant de services. Ecoutez et suivez mon raisonnement; après cette lecture, je ne doute pas que vous ne soyez pleinement convaincus.

Le mot MÉDECINE VÉGÉTALE que M. Morison a adopté pour titre de son remède, se déduit naturellement de la théorie qu'il émet sur la nature des maladies et de leur traitement.

Puisque toutes les maladies sont engendrées par l'altération du sang et des humeurs, soit dans leur qualité, soit dans leur quantité, et que les purgatifs, avons-nous dit, sont les meilleurs médicamens pour parvenir à la guérison prompte et sûre des maladies, et prévenir leur développement ; le remède de M. Morison jouissant des meilleures propriétés attribuées à ces sortes de médicamens, il est donc fort raisonnable de le nommer remède universel. N'avons-nous pas dit, d'ailleurs, que le médicament de M. Morison était digéré, absorbé et passait dans le sang pour le dépouiller des principes morbifiques, producteurs des maladies? N'avons-nous pas dit également que ce remède agissait par dérivation en accumulant sur le gros intestin tout ce que les liq... s pouvaient contenir d'impur? D'ailleurs, la thérapeutique médicale n'est-elle pas toute dérivative? Que fait le médecin lorsqu'il est appelé auprès d'un malade attaqué d'une inflammation du poumon appelée pneumonie? Il saigne largement le malade, il le met à la diète et lui donne des boissons délayantes. Pourquoi le médecin agit-il ainsi, et que veut-il faire en pratiquant de larges saignées?

Il veut empêcher que le sang ne se porte trop abondamment aux poumons (1); et, en opérant ainsi, il établit une dérivation qui peut devenir favorable à la terminaison de la maladie. Que fait le médecin lorsqu'il est appelé auprès d'un malade attaqué d'une inflammation violente des intestins? Si la fièvre est forte, il saigne; si le ventre est extrêmement douloureux, il applique sur cette partie du corps 25, 30, 50, 60 sangsues, plus ou moins, selon la violence du mal; il a recours encore à la diète et aux délayans. Comment cette médecine peut-elle s'appeler? Elle se nomme dérivative : la saignée est dérivative, les sangsues sont dérivatives, les délayans ou tisanes sont employés pour fournir au sang ce qu'il peut perdre en liquidité ; la diète pour empêcher l'hématose ou la formation du sang. Que fait encore le médecin lorsqu'il est appelé auprès d'un enfant ou d'un adulte attaqué d'une fièvre cérébrale? Il saigne le malade, il fait faire des applications de sangsues derrière les oreilles, aux tempes, etc.; et si la maladie ne se résout pas par l'emploi de ces dérivatifs, on a recours à de plus énergiques qui sont les purgatifs à l'aide de lavemens sur le gros intestin, les sinapismes pro-

---

(1) Pour nous, l'inflammation du poumon ou ce que l'on nomme en pathologie *pneumonie* est engendrée par l'épaississement du sang, épaississement qui est produit par les humeurs mélangées à ce liquide et qui l'empêche de parvenir jusqu'à l'extrémité des capillaires. Notre opinion se trouve du reste corroborée par les expériences de M. Magendie. En effet, ce célèbre physiologiste ayant injecté certaines substances rendant le sang plus épais, a obtenu, sur des animaux vivans, des inflammations des poumons à toutes les périodes.

menés sur les mollets et les cuisses, les vésicatoires appliqués sur ces parties, etc.

Il n'est qu'un petit nombre de médicamens, en matière médicale, dont l'action sur nos organes est tout à fait inconnue. Tels sont le quinquina, le sulfate de quinine, dans le traitement des fièvres intermittentes; les sels de mercure dans le traitement des affections syphilitiques; les opiacés dans le traitement des maladies nerveuses; et ces médicamens auxquels on attribue tant de vertus ne sont peut-être également que des dérivatifs des fièvres intermittentes, des affections syphilitiques, des maladies nerveuses, etc. Eh bien! si en médecine il n'y a, comme nous le pensons, que des dérivatifs, à quoi bon avoir recours à tant d'espèces de remèdes et ne pas faire usage de celui qui est le meilleur comme celui de M. Morison? Le titre dont il a décoré son remède est donc on ne peut plus rationnel, il cadre donc parfaitement avec les idées qu'il se fait de la nature des maladies.

Puisque la médecine n'a de pouvoir que par les dérivatifs, et que M. Morison a dans sa médecine le plus puissant de ces médicamens, pourquoi tous les malades ne s'empresseraient-ils pas de l'adopter?

Oui, le système médical de M. Morison est le plus rationnel; oui, ses idées sur la nature et le traitement des maladies sont on ne peut plus justes; et si aujourd'hui ses théories et sa pratique, tombant toutes sous le sens, offrent quelque difficulté à se propager, nous le devons à des doctrines funestes qui ont régné pendant vingt ans en France, mais dont les esprits justes sont bien revenus. En effet, n'a-t-on pas dit à qui voulait l'entendre, que dans les maladies il était funeste d'administrer des purgatifs, parce qu'ils développeraient une inflammation violente dans les intestins? Il est bien évident que les anatomo-pathologistes et les organiques ont fait jouer un trop grand rôle à la membrane muqueuse qui tapisse tout le tube digestif. «Prenez garde, vous disaient-ils, de développer une inflammation sur cette membrane ; si la langue est saburrale, comme le disait l'école de Pinel, ne donnez pas le tartre stibié, parce que vous développeriez sur les parois de l'estomac une gastrite violente qui pourrait bien enlever votre malade. Ne purgez pas, ne donnez pas d'excitans, comme le vin de quinquina, le vin de gentiane, vous feriez naitre une entérite qui vous mènerait loin.

«Faites la médecine comme les chirurgiens font la chirurgie: L'inflammation de la partie interne du tube digestif ou de tout autre organe essentiel à la vie est comme une plaie enflammée; il faut appliquer dessus, sinon directement, du moins indirectement, des topiques émolliens, comme les chirurgiens appliquent des cataplasmes sur cette même plaie. »

Certes, ce raisonnement était logique, et il a conduit son auteur à une doctrine thérapeutique qui a fait tant d'enthousiastes, que dans un temps on ne parlait en pathologie que de gastrite, de gastro-entérite et de céphalo-gastro-entérite, etc., et, en matière médicale, de sangsues, d'eau de gomme, de lavemens et de cataplasmes. Cependant les médecins de l'antiquité guérissaient les maladies avec les purgatifs. Pinel guérissait, et M. de la Roque guérit aujourd'hui les affections typhoïdes avec l'eau de Sedlitz.

Si les purgatifs, les émétiques, les éméto-cathariques développaient une inflammation du tube digestif, comme on a bien voulu le dire, les gastrites, les gastro-entérites eussent ravagé le monde. Chose bien singulière sous ce rapport! la France seule était privilégiée ; en Angleterre, en Russie, en Allemagne, dans l'Amérique du Nord, dans celle du Sud, dans l'Inde, on fait un fréquent usage des purgatifs, surtout de la médecine de M. Morison, et l'on obtient les meilleurs résultats de leur administration. Dans ces pays il n'est pas rare de trouver des familles qui, depuis vingt ans, prennent presque tous les soirs un purgatif. Jamais elles ne sont malades ; leur santé, au contraire, s'affermit de jour en jour, et elles ignorent ce que sont les gastro-entérites. Si la médecine n'est basée que sur l'observation, elle devrait bien assurément s'emparer de celle que je signale ici; observation qui a conduit M. Morison à sa doctrine, et il s'est parfaitement rendu compte de cette question, savoir : que le tube digestif avait une vitalité qui lui est propre, et que c'était sur lui, au contraire, qu'il fallait vigoureusement agir pour se rendre maître des maladies. D'ailleurs, les faits ne viennent-ils pas attester la vérité de la doctrine de M. Morison?

Nous nous arrêtons ici, l'espace qui nous est accordé ne nous permet pas d'entrer dans de plus longs détails; par la suite nous publierons de nouvelles réflexions, et à l'appui de ces réflexions de nouveaux faits qui viendront parler plus haut que tout ce que nous pourrions ajouter. Nous finissons et nous engageons toutes les personnes qui liront la doctrine nouvelle de faire usage des pilules Morison, soit pour conserver leur santé, soit pour guérir leurs maladies; persuadé de ses excellens effets, nous ne doutons pas qu'elles soient appelées en France à un immense succès.

ORIGINE

DE LA VIE.

DE LA VIE.

Qu'est-ce que la vie, d'où tire-t-elle sa source; voilà des questions qui ont occupé dans tous les temps les hommes les plus éclairés et qui n'ont point encore reçu de solution satisfaisante. Qu'on lise toutes les théories, tous les systèmes des philosophes, des naturalistes ou des médecins, et l'on arrivera toujours à cette conclusion, c'est que nous ne connaissons et nous ne comprenons rien encore de ce qui concerne la vie, que notre commencement et notre fin sont enveloppés d'un voile impénétrable à notre intelligence.

Les naturalistes, les philosophes, les médecins, les anatomistes, ont vainement essayé de guider nos pas et de nous assister dans nos recherches. Nous n'avons encore que des théories plus ou moins fausses, qui n'ont point de bases réelles, et dont le plus grand nombre n'ont d'autre objet que de flatter la vanité des hommes. Qu'en est-il résulté? c'est que ces théories se sont évanouies avec les siècles qui les ont vues naître, et qu'après avoir agité le monde pendant quelque temps, elles sont tombées dans l'oubli, et ont laissé les hommes dans une perplexité plus grande que celle où ils étaient déjà.

Nous n'avons point l'intention, dans cette courte esquisse, de citer les auteurs qui ont traité avant nous un sujet aussi grave; nos efforts tendront seulement à envisager cette question sous le point de vue de la pratique: nous nous bornerons à faire connaître aux hommes les causes de leur existence, soit à l'état de santé, soit à l'état de maladie.

C'est le sang seul qui donne toute la vitalité et toute la force de sentir à chaque partie du corps ; les affections symphatiques n'ont leur source que dans les humeurs âcres qui sont dans le sang ; car ce sang, ainsi corrompu, circule d'une extrémité à l'autre et change le siége de la douleur, selon qu'il s'arrête dans cette circulation. Ces faits seront facilement compris du lecteur lorsque nous lui aurons donné une idée exacte de la manière dont se forment tous les animaux dans le sein de leur mère.

Du moment où commence la conception, une communication s'établit entre le centre de l'embryon et le sang de la mère, qui circule autour du fruit jusqu'à sa maturité. La goutte de sang qui forme l'embryon est mise en circulation par le sang de la mère ; elle peut être comparée au petit animal qui se développe dans sa coquille. Peu à peu cette enveloppe qu'on appelle le corps, en continuant à se développer pendant les neuf mois de la grossesse de la femme, se perfectionne et se complète pour entrer dans le nouveau monde dans lequel il va figurer. Ce perfectionnement s'opère par le moyen du sang de la mère qui est introduit dans le fœtus au moyen du cordon ombilical.

Lorsque le fruit est mûr et que le sang de la mère a terminé son œuvre, il en naît un enfant dont tous les organes sont complets, mais qui n'en a point encore fait usage. Ce corps a des poumons qui ne respirent point, un estomac qui ne digère point, des intestins qui ne font aucune des fonctions qui leur sont propres ; mais au moment où l'enfant voit la lumière, tous ces organes sont mis en mouvement par *l'air*, au moyen du mécanisme ou de la construction des poumons. Alors le cœur bat, l'estomac reçoit sa nourriture et digère ; et les intestins remplissent les fonctions auxquelles ils sont destinés. L'enfant détaché de sa mère n'a plus besoin de son sang pour se soutenir; il va vivre avec un appareil qui fera le sang sans aucune autre assistance. Ceci est le commencement de la vie.

Ainsi nous voyons que le sang de la mère est le seul agent qui donne au fœtus la forme et la force qui lui sont nécessaires pour arriver à l'état de vie; mais que bien que possédant tous les organes de l'homme, ce fœtus ne jouit des facultés qui sont propres à ces organes que lorsque l'air a produit son action sur les poumons et mis toute la machine en mouvement; que pendant le cours de la gestation, la matière, ou pour mieux dire, le sang de la mère, approvisionne l'estomac et les intestins en leur donnant ce fluide appelé bile, qui est nécessaire à la digestion de la nourriture de l'enfant nouveau-né, et qui s'accumule dans ses entrailles pendant son séjour dans le sein de la mère; accumulation qui devient évidente par l'évacuation du méconium ou bile concrète, qui s'opère dans le nouveau-né; ce qui prouve que la bile n'est point engendrée par les alimens, comme on le pense généralement, mais bien par la masse entière du sang; que l'homme doit son commencement et sa croissance au sang de la mère pendant sa gestation, et pendant la vie au sang qui dérive de la nourriture; que le sang est la personne, l'individu même; que l'esprit est dans le sang, ainsi que tous nos sentimens et toutes nos sensations; que c'est le sang qui pense par le cerveau, que c'est le sang qui goûte par le palais, que c'est le sang qui voit par les yeux, que c'est le sang qui entend par les oreilles, que c'est le sang qui respire par les poumons, que c'est le sang qui touche par la peau, que c'est le sang qui éprouve la douleur cuisante, lorsque nous nous faisons une coupure, ou lorsque nos humeurs se coagulent à l'intérieur; que c'est le sang qui désire, qui veut, qui aime, qui hait, qui méprise; que c'est le sang qui se meut par l'épine dorsale, l'organe du mouvement; que c'est le sang qui digère par les liquides qu'il verse dans l'estomac; et que, lorsque les intestins évacuent les matières dont ils sont chargés, c'est encore le sang qui opère cette évacuation par la bile.

Il suffit d'examiner ce qui se passe chaque jour en nous-mêmes pour voir que ce principe est juste. Entourez votre petit doigt avec du fil, de manière à empêcher la circulation du sang, la partie de votre doigt qui sera ainsi entourée n'éprouvera plus ni peine ni douleur. Il en sera de même de la peau que vous aurez détachée du corps; la douleur que vous occasionnera cette opération cessera lorsque la peau sera enlevée, lorsqu'elle n'adhérera plus au sang, et vous pourrez la couper ensuite sans éprouver la plus légère sensation de peine. D'un autre côté, nous voyons que la simple purification du sang exerce une influence puissante, au point de métamorphoser le fou ou celui dont les passions sont irritables, en un homme doux et facile. Nous avons vu lord Liverpool, dont le vaste génie avait gouverné l'empire, perdre tout à coup cette vigueur de pensée qui l'avait élevé si haut dans l'opinion des hommes, et tomber dans l'enfance. Ce changement eut sa cause dans une saignée copieuse qui lui avait été faite à la suite d'une maladie inflammatoire; cette saignée n'avait point détruit les obstructions qui s'étaient formées dans les veines et les glandes du cou et dans le cerveau lui-même, et il en était résulté une agglomération d'humeurs qui amenèrent une inflammation, et par suite de cette inflammation un dérangement dans les facultés intellectuelles. Lord Liverpool perdit tout à coup cette puissance d'esprit qui l'avait rendu si célèbre, parce que le cerveau, les glandes et les vaisseaux sanguins qui conduisent au cerveau avaient été obstrués, ce qui avait interrompu la libre circulation du sang. Mais lord Liverpool eût sans doute recouvré l'usage de ses facultés s'il eût été convenablement traité.

Toute chose, dans les corps organiques, dérive en effet du

sang, qui est l'essence de la nourriture qui entre dans l'estomac. Nous ne mangeons que pour faire du sang ; cette opération de la nature, appelée digestion, s'effectue au moyen des liquides que le sang forme dans l'estomac ; ces liquides, dans leur état pur, ont le pouvoir de convertir la nourriture en sang ; ils ne reçoivent aucune assistance de la force musculaire, car les muscles, les nerfs et les organes reçoivent leur puissance d'action et leur sensibilité de la pureté du sang, qui domine dans tout le corps, et qui, dans cet état pur, fournit des liquides également purs pour l'entretien et la nourriture des yeux, du cerveau, des cheveux, des os, des ongles, de la bouche, du palais, de la peau et des autres membres. Un enfant nouvellement né, lorsqu'il est bien constitué, digère avec facilité la nourriture qui convient à son âge beaucoup mieux que des hommes vigoureux ne digèrent la nourriture qu'ils prennent chaque jour, et pourtant un enfant nouvellement né n'a que peu ou point de force musculaire. On voit par là combien le quina, le vin, les amers, les potions ferrugineuses, les épices, les bains froids, les bains de mer et les eaux minérales, et tous les autres remèdes employés par la Faculté de médecine pour donner de la vigueur à l'estomac, aux fibres et aux nerfs, doivent être nuisibles.

C'est le sang qui soutient la vie, c'est lui qui nourrit et entretient tous nos organes dans un état convenable ; tous ces organes, le cerveau même, que quelques philosophes ont regardé comme possédant des qualités innées indépendantes de l'état physique du corps, les yeux, les poumons, le palais, les oreilles reçoivent leur impulsion, leur organisation et leur force du sang. Que si l'on demande pourquoi l'homme dans un accès de fièvre tombe dans le délire et perd l'usage de ses sens, on reconnaîtra sans peine la vérité de l'opinion que nous émettons, en examinant le crâne des personnes qui meurent de cette maladie. Toute la cervelle est couverte de pus et de matières corrompues. Ce sont ces matières qui occasionnent la mort ou la folie, lorsqu'on ne peut en opérer l'évacuation. Qu'on examine les malheureux habitans de Bedlam et des hospices d'aliénés : là sont des preuves abondantes des tristes effets du traitement actuel : on y voit, disons-nous, que les maux qui affligent ces malheureuses victimes ont leur source dans le mauvais traitement ; que la folie, la mélancolie, les aberrations de l'esprit, la perte de l'intelligence, la perte de mémoire, le scrofule dans les jeunes et les vieux, n'ont leur source que dans l'impureté du sang, et que si ces maladies passent pour incurables, c'est qu'on n'a point attaqué le mal dans sa source, et qu'on n'a point appliqué à sa guérison un remède convenable.

Après le sang, l'air que nous respirons est le premier agent de la vie. Nous ne pouvons exister un seul moment sans air, parce que l'absence d'air arrête le sang dans sa circulation. L'air, l'atmosphère sont essentiels à la vie ; mais la qualité de l'air n'a point cette importance pour la santé que veulent lui donner les docteurs et les médecins. En effet, si vous regardez ce qui se passe autour de vous, vous trouvez des personnes bien portantes dans les climats qui sont regardés comme les plus malsains, et des personnes maladives dans les climats que l'on considère comme les plus salubres. C'est à tort qu'on se déchaîne contre l'insalubrité de l'air que l'on respire ; là n'est pas la cause réelle du mal, cette cause réelle provient dans tous les cas des humeurs viciées qui sont dans nos corps, et pourvu que l'on prenne la médecine convenable pour opérer l'évacuation de cette humeur, l'homme se portera bien partout et n'aura rien à craindre des maladies qu'on attribue à tort à l'insalubrité des climats.

Nous voyons, par ce qui se passe dans la nature, que toutes ses œuvres, les plus petites comme les plus grandes, sont dirigées par un même principe, principe simple et invariable.

Le mouvement des corps célestes qui resta, comme on le sait, si long-temps ignoré, et qui donna lieu à de si grandes controverses parmi les savans et les philosophes, jusqu'au jour où brilla la vérité, suit un cours régulier. Telle est encore l'agriculture, la plus ancienne de toutes les sciences et la première occupation des hommes? Il y a quelque temps, cette science était enfouie sous un amas d'usages superstitieux. On devait semer une graine ou planter un arbrisseau à tel ou tel quartier de lune, et prendre mille précautions qui feraient aujourd'hui sourire de pitié l'agriculteur le plus ordinaire. Ces usages ont peu à peu disparu; et enfin on est arrivé à opérer le desséchement des marais, amélioration qui a fait faire un pas immense à l'agriculture. Eh bien! il existe une grande ressemblance entre la terre et le corps humain. La stérilité de l'une et les maladies de l'autre proviennent de la même source. L'une est produite par des eaux stagnantes, les autres par des humeurs corrompues; mais qu'on enlève ces eaux stagnantes du champ où elles s'arrêtent, qu'on chasse ces humeurs du corps de l'homme, alors le corps comme la terre acquièrent toute la force dont ils sont susceptibles.

Pour conclure, une portion du sang de la première femme circule dans les corps de toute la race humaine. Ce sang a, dans chaque individu, la faculté de s'accroître; mais sa qualité ou sa nature se détériore par les humeurs plus ou moins âcres qui s'incorporent avec lui. Cette dégénérescence du sang peut s'effectuer, d'abord, avant la naissance, par la mauvaise santé des père et mère; en second lieu, par l'introduction ou l'inoculation d'un virus délétère; troisièmement par suite des habitudes de la vie, d'un traitement mal dirigé pendant l'enfance et la jeunesse, âges auxquels se forment les maladies les plus nuisibles. Néanmoins, comme chaque individu possède en lui une certaine portion du sang pur qui a servi à la propagation de l'espèce, que ce sang pur est le soutien de la vie et qu'il livre une lutte constante aux humeurs âcres et hétérogènes qui veulent s'allier à lui ; on peut, en purgeant le corps, en le dégageant des humeurs corrompues, perfectionner insensiblement la masse de ce sang et lui rendre son état normal. Cette opération est d'autant plus facile que le sang pur s'efforce toujours de dominer les humeurs corrompues, et que la nature, dans toutes les circonstances possibles, combat les principes vicieux et tend à la conservation des espèces.

TABLE

DES MATIÈRES CONTENUES DANS CET OUVRAGE.